大医释问丛书

一本书读懂
湿疹

主编　王西京

中原农民出版社
·郑州·

图书在版编目（CIP）数据

一本书读懂湿疹 / 王西京主编 . —郑州：中原农民出版社，
2019.12

（大医释问丛书）

ISBN 978-7-5542-2197-6

Ⅰ.①一… Ⅱ.①王… Ⅲ.①湿疹 - 诊疗 - 问题解答

Ⅳ.①R758.23-44

中国版本图书馆CIP数据核字（2019）第275021号

一本书读懂湿疹

YIBENSHU DUDONG SHIZHEN

出版社： 中原农民出版社

地址： 河南省郑州市郑东新区祥盛街27号7层　　**邮编：** 450016

网址： http://www.zynm.com　　**电话：** 0371-65751257

发行： 全国新华书店

承印： 新乡市豫北印务有限公司

投稿邮箱： zynmpress@sina.com

策划编辑电话： 0371-65788677　　**邮购热线：** 0371-65788199

开本： 710mm×1010mm　　1/16

印张： 7

字数： 97千字

版次： 2020年1月第1版　　**印次：** 2020年1月第1次印刷

书号： ISBN 978-7-5542-2197-6　　**定价：** 28.00元

本书如有印装质量问题，由承印厂负责调换

编委会

内容提要

湿疹是一种很常见的过敏性疾病，因其发病率很高，且病因复杂，病程漫长，容易复发，给患者造成较多的困扰和痛苦。所以，众人对湿疹一病非常关心。

本书特聘请在湿疹方面有着丰富经验的皮肤科专家，采用一问一答的形式，用通俗的语言，对临床工作中经常遇到的、患者最关心的问题进行了阐述，对什么是湿疹、什么是过敏、引发湿疹的外部原因有哪些、湿疹发病与哪些内部因素有关、急性湿疹有什么表现、慢性湿疹有何特点、湿疹的治疗原则是什么等问题进行了详细的解答，以此希望能够为湿疹的预防和治疗提供参考，助力患者战胜疾病，早日康复！

目　录

基本知识

临床表现

诊断和鉴别诊断

药物治疗

局部疗法

中医论治

特殊疗法

饮食疗法

预防和护理

诊疗进展

相关疾病

基本知识

在皮肤科这座"舞台"上，湿疹的"出场率"是比较高的。而且，这个主角"脾气大，个性强"，表情丰富，情绪多变。因此，湿疹的"事"也就比较多。

 什么是湿疹?

提起"湿疹"这位皮肤科的"常客"，知道的人多，不知道的人少。皮肤科医生几乎每天都能见到"他"，患者又常常很讨厌"他"。

湿疹是一种很常见的过敏性疾病，可以由多种原因引起，例如，细菌感染、

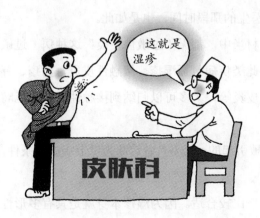

病毒感染，各种化妆品、药物，以及日晒、受寒等，都可能引起湿疹。

在皮肤科医生眼中，湿疹是表情丰富的"客人"。在急性期，可以表现为红斑、丘疹、水疱、糜烂、渗出，慢性期则可表现为皮肤增厚、粗糙、皲裂、脱屑等。湿疹常常有剧烈的瘙痒，容易反复发作、慢性化。

湿疹的皮损分布也很有"个性"，常分布在患者的头皮、面部、腋窝、外阴、下肢、手足等部位。常呈对称性分布于身体的两侧。

为什么叫"湿疹"？

湿疹的英文名为 eczema，是从希腊语 ekzein 一词变化而来的，其原意为沸腾、冒气泡。

在历史上，皮肤病学家多从形态学的角度给疾病命名并认识皮肤病，湿疹也不例外。

由于科学的发展及临床经验的积累，很多有湿疹样表现的疾病，因为病因已查清或有特定的表现，而被逐步从湿疹的"队伍"中剔除，成为独立的疾病，例如药疹、脂溢性皮炎、接触性皮炎等。还有一些皮肤病，由于具有湿疹样表现，或者因为种种原因，不具备被诊断为其他疾病的条件，就只好暂时留在湿疹这个"大家庭"了。

 是过敏性皮炎，还是湿疹？

在皮肤科看病的时候，许多医生会告诉你，你是"过敏"了，或者得"过敏性皮炎"了。在我刚当皮肤科医生的那段时间，也是如此。

其实，在各种皮肤性病学教材当中，都无"过敏性皮炎"这种病。过敏性疾病，又称变态反应性疾病，此类疾病包括湿疹、接触性皮炎、药疹、荨麻疹等。另外，花粉皮炎、染发皮炎等，大多可以归纳到接触性皮炎的范畴之内。

但是，也有一些皮肤病是过敏引起的，又不具备诊断为以上疾病的条件，那怎么办？

我现在认为，诊断为"湿疹"比较合适。因为湿疹本身就是具有多形性的皮损，是具有各种形态皮损的"过敏性疾病"。

 什么叫免疫？

在童年时代，我们每个人都需要打各种预防针，来预防诸多传染性疾病。这个打预防针呢，学名叫计划免疫。

说到"免疫"，顾名思义就是免除各种疫病，例如，麻疹、风疹、脊髓灰质炎、白喉、破伤风等。具体地说，免疫就是指机体的免疫系统识别自身的和异己的物质，并通过免疫反应的过程将异物"定点清除"，以维持机体生理平衡的一种功能。

总的来说，免疫是人体的一种生理功能，人体就是依靠这种功能来识别"自己"和"异己"的成分，从而破坏和排斥进入的"异己"物质，或本身所产生的损伤细胞和肿瘤细胞等，以保证自己始终处于一种平安健康的状态。

 什么叫免疫系统? 有什么作用?

对于免疫系统这个东西，熟悉它的人不多。但是，它又与我们每个人的生存、生活密切相关。

免疫系统是由免疫器官、免疫细胞和免疫活性物质 3 个部分组成的。其中，免疫细胞是指发挥免疫作用的细胞，主要包括吞噬细胞和淋巴细胞（T细胞、B细胞）两种类型。免疫器官是免疫细胞生成、生长或日常生活的场所，包括骨髓、胸腺、脾、淋巴结等。免疫活性物质则是指由免疫细胞或其他细胞产生的发挥免疫作用的物质，包括抗体、淋巴因子、溶菌酶等。

免疫系统的一个重要功能就是能够抵御病原体及其毒性产物的侵犯，使人们躲过各种感染性疾病的侵害。当这种功能过于亢进的时候，机体就会发生超敏反应，人就会发生荨麻疹、湿疹等过敏性疾病。这种功能过于低下时，则会发生免疫缺陷病，如艾滋病。

另外，免疫系统还具有免疫自稳、免疫监视功能，这样既可以保证机体正常的新陈代谢，又能保持人体内部的稳定，同时杀伤并清除体内突变细胞，以防止肿瘤的发生。

 什么叫过敏反应?

我们在生活中，常常可以看到一种现象：有的人在进食鱼、虾、蟹等食物之后，会发生腹痛、呕吐、腹泻，或是皮肤剧烈瘙痒；有的人在吸入花粉或尘土之后，会发生鼻炎或哮喘；有的人在注射青霉素之后会发生休克。这些都是过敏反应的表现。

过敏反应，是指已产生免疫的机体，在再次接受相同抗原刺激时所发生的组织损伤或功能混乱的反应。这种反应的特点是发作迅速、反应强烈，消退也较快。通常，过敏反应不会破坏组织细胞，也不会引起组织严重损伤。

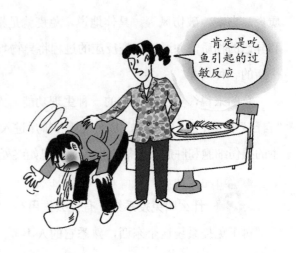

过敏反应通常会有明显的遗传倾向和个体差异。

 何谓过敏原？

过敏原，顾名思义，就是指引起过敏反应的原因。或者可以说，是能够诱发过敏反应的抗原物质。

过敏原几乎涵盖了我们这个世界上的所有物质，生物性、物理性、化学性等。常见的过敏原有 2 000～3 000 种，医学文献记载有 2 万余种。过敏原通过吸入、食入、注射或接触等方式进入机体，导致机体发生过敏反应。

 常见的过敏原有哪些？

在这个世界上，能够成为过敏原的物质有很多。常见的有以下几类：

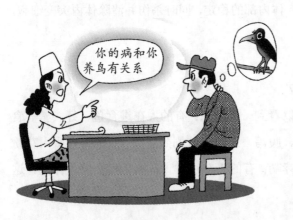

（1）生物因素：包括细菌、病毒、寄生虫感染以及昆虫叮咬等，都可能引起人体的过敏反应，表现为湿疹、荨麻疹等疾病。另外，吸入花粉、动物皮屑、羽毛、真菌孢子等，则可以引起过敏性鼻炎、过敏性哮喘等疾病。

（2）化学因素：青霉素、痢特灵（呋喃唑酮）、磺胺类、血清制品、疫苗等抗原性药物可引起荨麻疹、过敏性休克；染发剂、洗发膏、洗衣粉、牙膏以及橡胶、皮革制品等，则可引起接触性皮炎或湿疹。

（3）物理因素：冷刺激、日光照射等可以引起寒冷性荨麻疹、日光性皮炎等。

（4）食物及食品添加剂：动物性蛋白，如鱼、虾、蟹、肉、蛋以及菌类、草莓等可引起血清病、荨麻疹、过敏性休克；食物中的调味品、防腐剂也可以引起人体的过敏反应。

除了过敏原，过敏的发生还与一些内在因素有关系，例如，遗传、精神紧张等也可诱发过敏反应的发生。

 什么叫变态反应？可分为哪些类型？

堂妹小霞在焦作的一家公司做财务工作。前几天，她身上突然长了许多红色的斑疹，瘙痒剧烈，于是她就到一家医院的皮肤科去就诊。那里的医生检查了一下，认为她得的是荨麻疹，是一种变态反应性疾病。当天晚上，堂妹就打电话给我，问什么叫"变态反应"。

我告诉小霞，变态反应其实就是我们常提到的"过敏反应"。变态反应是指人体内的免疫系统对外界环境中的某些物质过于敏感，发生免疫应答，从而对机体造成伤害。而在通常情况下，这些物质对人体是无害的。例如，鱼虾、花粉、动物皮毛等。

这次小霞得的"荨麻疹"，就是一种变态反应性疾病。另外，常见的变态反应性疾病还有接触性皮炎、过敏性哮喘、药物疹、湿疹等。

早在 1963 年，科学家盖尔与库姆斯就提出了变态反应的四型分类法。即Ⅰ型——速发型，Ⅱ型——细胞溶解型，Ⅲ型——免疫复合物型，Ⅳ型——迟发型。

10 什么叫Ⅳ型变态反应？有什么特点？

在我们的身体内部，存在着一种主要负责抗击外界不良侵害的系统，叫免疫系统。其中，有两种淋巴细胞 T 细胞和 B 细胞，在免疫反应过程中发挥着重要作用。

Ⅳ型变态反应，又称迟发性超敏反应。这是由 T 细胞介导的免疫性损伤，与血清中的抗原抗体反应无关。当抗原和半抗原进入身体之后，可以刺激 T 细胞分化、增殖，形成特异性的致敏淋巴细胞。当相同抗原再次进入机体时，就可以引起致敏淋巴细胞活化，释放多种淋巴因子，后者能够吸引巨噬细胞并使之激活，释放溶酶体酶，从而引起组织损伤。

Ⅳ型变态反应的特点是反应发生较迟，致敏机体再次接触抗原后数小时，乃至 1～2 天或更长时间之后才可能出现。

11 哪些物质能引起Ⅳ型变态反应？可引起哪些皮肤疾患？

许多物质都能引起Ⅳ型变态反应，如细菌、病毒、真菌与寄生虫等。

皮肤在接触到一些化学物质，如二硝基氟苯、镍、铬时，可以引起一种名为接触性皮炎的疾病。接触性皮炎即属于Ⅳ型变态反应。

湿疹的发病过程也属于Ⅳ型变态反应。另外，在医院化验室所进行的结核菌素型皮肤试验（结核菌素试验、麻风菌素试验、念珠菌素试验等）、斑贴试验等，也是基于Ⅳ型变态反应而设计、进行的。

12 引发湿疹的外部原因有哪些？

湿疹的发病原因十分复杂，既有内在因素，也有外在因素，还有二者的相互作用。

外在因素包括日光或紫外线照射、寒冷、干燥、多汗、搔抓、摩擦，以及各种动物皮毛、植物、化学物质等。有些日常生活用品，如面膜、香脂、肥皂、人造纤维等也可诱发湿疹。

另外，辣椒、咖啡、酒等辛辣刺激性食物，鱼、虾、羊肉等动物性食物，均可以使某些人湿疹病情加重。

 湿疹发病与哪些内部因素有关?

唯物辩证法认为,外因是变化的条件,内因是变化的根据,外因通过内因而起作用。例如,鸡蛋在适当温度下能变为小鸡,但任何温度下石头都不可能变成小鸡。

在湿疹的发生过程中,内部因素发挥着十分重要的作用。例如,胃肠道功能障碍、新陈代谢障碍、内分泌功能失调,以及失眠、过度疲劳、情绪紧张等,身体内部的感染病灶如中耳炎、鼻窦炎、龋齿等,均可诱发湿疹,或者使已有湿疹皮损加重。

 为什么说湿疹病因很复杂?

湿疹是一种很常见的皮肤病。湿疹患者常对外界环境中的物质过于"敏感"。由于这种现象是受遗传因素支配的,因此湿疹仅在特定的人群中发生。但是,湿疹的发生又会受到患者当时的健康情况、环境等因素的影响。例如,患者有时不能够耐受生活和工作中的许多无害刺激、某些食物,即可使湿疹加重。

患者的敏感性很强,进行斑贴试验时可对许多物质发生阳性反应。如果除去某些致敏因子,湿疹病变也不会很快消失。但是,也有患者通过加强锻炼、改变环境等,使机体的反应性发生变化,再次接受以往诱发湿疹的各种刺激时,可不再发生湿疹。这些现象都说明了湿疹发病过程的复杂性。

 为什么说病理是湿疹诊断"金标准"?

近年来,随着生存环境的变化,各种肿瘤的发生率在迅速上升,"病理"在医学中的位置迅速提升。说"病理学检查是各种医学检查中的最终审判",一点也不为过。那么,在病理学上,湿疹有什么特点呢?

在病理学上,所有湿疹损害的特征表现是:表皮细胞间有浆液渗出(海绵形成),真皮内有炎症细胞浸润。

无论湿疹的病因如何，如果让其长期发展下去，都将表现出相似的病理学变化，包括表皮角化过度、不规则棘层肥厚以及真皮乳头胶原束增厚等。

因此，确定一个患者是否得了湿疹，病理应该是诊断的"金标准"。

16 湿疹和潮湿有什么关系？

在皮肤科门诊，经常有患者问我，湿疹是由潮湿引起的吗？

虽然在湿疹的名称中，有一个"湿"字，但湿疹和潮湿却没有直接的关系。湿疹最本质的原因，是多种致敏原引起的过敏反应，湿疹是一种过敏性疾病。

引起湿疹或导致湿疹加重的原因有很多。物理因素包括高温、干燥、寒冷等；生物因素有花粉、羽毛、昆虫等；化学因素有化妆品、外用药等。潮湿属于物理性因素，如阴囊湿疹、肛周湿疹的发生就和潮湿有一定关系。

从临床上看，湿疹表现为急性湿疹、亚急性湿疹和慢性湿疹。其中，在急性期和亚急性期，有明显的水疱、糜烂、渗出。慢性湿疹则以干燥、粗糙为主要表现。不过，就大多数湿疹患者来说，在疾病发展过程中，都可能出现糜烂、渗出的过程。所以，各种湿疹统称为"湿疹"，也可以说得过去。

17 为什么说阴囊、肛周部位是湿疹"重灾区"？

有一天，潘主任在皮肤科坐门诊，在诊治了一个湿疹患者之后，一旁的进修医师小吴问潘主任：为什么湿疹容易发生在外阴和阴囊部位呢？

潘主任介绍，湿疹的皮损分布有一定特点，阴囊、外阴或肛周就是湿疹的好发部位。

☺ 这些都属于隐私部位，通常比较潮湿，因为汗液、尿液等，可以形成氨，对皮肤具有刺激性。

☺ 这些部位温度高，透气差，经常处于缺氧状态，容易并发真菌或细菌感染。

♡ 这些部位皮脂腺、大汗腺丰富，油脂、汗液分泌过多，可以刺激皮肤，滋生细菌，引起湿疹。

♡ 各种排泄物、分泌物对局部皮肤的刺激等。

上述原因，导致这些部位成为湿疹的"重灾区"。

18 得了湿疹，还能吃泡面吗？

前不久，我和家人一起去万达影院观赏了影片《比悲伤更悲伤的故事》。

电影结束后，女儿问了我一个专业问题。主人公 K 和 Cream 每天吃的最多的食物是泡面，那么如果 K 有湿疹，他还能吃泡面吗？

是啊，K 还能吃泡面吗？我的答案是否定的。

首先，泡面就是我们熟悉的方便面。这是一种油炸食品、高糖高脂类食物。常吃泡面能刺激皮脂腺分泌，导致湿疹加重。在泡面中还存在着一些添加剂，例如，山梨酸钾、山梨酸钠、苯甲酸钠等，这些都是很常见的过敏原。因此，湿疹患者是不适合频繁吃泡面的。

最后，我提醒女儿，不仅湿疹患者不适合吃泡面，而且即使没有湿疹这种病，也不能将泡面当主食。长期吃泡面，肥胖、痤疮、面部色素沉着都可能接踵而来。

19 湿疹患者可以饮酒吗？

在皮肤科门诊，经常有人问我：得了湿疹还可以饮酒吗？

得了湿疹，是不适合饮酒的：①酒精（乙醇）可以导致皮肤血管扩张，湿疹渗出增多，瘙痒加重。②饮酒可以降低身体抵抗力，导致免疫力下降。③酒精本身也可以作为致敏原引起湿疹发生。

另外，治疗湿疹需要内服抗组胺药物、激素药物，喝酒可以降低这些药物的疗效，严重者还可能引起类似双硫仑样的反应，危及生命安全。

吸烟会引发或加重湿疹吗？

众所周知，吸烟有害健康。在皮肤科门诊，也经常有患者询问医生：患了湿疹还能够吸烟吗？吸烟可以引发湿疹或加重湿疹吗？

据报道，吸烟可能是过敏性和刺激性接触性皮炎，以及手部湿疹的重要致病因素。如果家长有吸烟习惯，那么在二手烟环境中成长的儿童，比没被二手烟侵袭的儿童更容易患哮喘、鼻炎和湿疹等疾病。

因此，戒烟或避免二手烟的吸入，有利于降低湿疹的发生概率，湿疹患者最好不要吸烟。

临床表现

在皮肤科这座"舞台"上，湿疹是当之无愧的"主角"。湿疹的个性突出，丰富多彩，论演技，绝对是"可圈可点"。

 急性湿疹有什么表现？

> 一天，表叔通过微信给我留言。他12岁的孙子2天前突然得了一种皮肤病，在小腿部位出现了几片红疹、水疱，痒得厉害。抓破之后，有许多渗水。表叔问我，这是怎么回事？该怎么办？
>
> 我仔细看了表叔发来的照片，并询问了其他相关问题。最后，我认为孩子是得了急性湿疹。

湿疹是一种很常见的过敏性疾病，按其皮损特点，湿疹可以分为急性湿疹、亚急性湿疹和慢性湿疹3种类型。

其中，急性湿疹的皮肤损害表现为出现大量密集的、粟粒大的小丘疹、水疱。由于反复搔抓，丘疹、水疱顶端被搔破之后，可以出现明显的点状渗出及小糜烂面，并有浆液不断渗出。急性湿疹的病变中心往往较重，而后逐渐向周围蔓延。外围又有散在的丘疹、丘疱疹，故边界不清。

另外，当合并有细菌感染时，炎症则更加明显，并形成脓疱、脓液渗出或结黄绿色痂。

急性湿疹可发生在体表的任何部位，大多呈对称分布，常见于头面、耳后、四肢远端、手足暴露部位，以及阴囊、外阴、肛周等处。

我告诉表叔，他孙子的情况就是这样，属于急性湿疹。建议他立即带孩子到当地医院的皮肤科就诊。

 慢性湿疹有何特点?

慢性湿疹常由急性湿疹或亚急性湿疹反复发作转化而来。也有部分患者在初发病时即表现为慢性炎症。

慢性湿疹主要表现为患处皮肤增厚、变硬，呈棕红色或略带灰色，可有棕褐色或灰色色素沉着。患者皮损表面粗糙，上覆少量糠秕状鳞屑。这些皮损常局限于身体的一处，边缘也较清楚，外围也可有丘疹、丘疱疹散在。在出现急性发作时，可有明显的渗出。

患者常有明显的瘙痒症状，多呈阵发性发作。在手背、手指、足趾、足跟及关节等处，因皮肤失去了正常弹性，加上活动较多，可产生皲裂而导致患处有疼痛感。

慢性湿疹可发生于身体的任何部位，但常见于小腿、手、足、肘窝、腘窝、外阴、肛周等处。病程不定，容易反复发作，经久不愈。

 亚急性湿疹皮肤表现有什么特点?

从发病过程来看，湿疹可以分为 3 个阶段，或者说湿疹有 3 种表现形式。其中，亚急性湿疹是处于急性湿疹和慢性湿疹之间的一种过渡形式。当急性湿疹炎症减轻之后，或者急性湿疹未获得及时适当的处理，拖延时间较久，就可能转化为亚急性湿疹。

亚急性湿疹的皮肤损害主要为小丘疹、鳞屑和结痂，仅有少数的丘疹、疱疹，或糜烂、渗出，也可以有轻度的组织增生和增厚。患者自觉有剧烈的瘙痒。

 湿疹发病有什么共同之处?

在皮肤科领域，湿疹通常是以一种疾病的形式"出场"的。实际上湿疹又是一个疾病的家族，在这个家族中有不少成员，它们的表现各不相同。当然，不同类型的湿疹也有一些共同的特点。

☾ 病程不确定，容易反复发作，各种类型之间可以互相转化，常常经久不愈。

☾ 湿疹通常发生在特定的部位，如手足、耳部、阴囊、肛周、脐窝、腘窝、乳房等部位，并且常两侧对称发生。

☾ 湿疹可以有多种多样的表现，如红斑、丘疹、水疱、糜烂、渗出，以及增生、脱屑、苔藓样变等。

☾ 患者自觉瘙痒剧烈。如饮酒、搔抓、肥皂洗、热水烫等均可使皮损加重，瘙痒加剧。

 局限性湿疹包括哪些疾病？

根据湿疹的发生范围，可以将湿疹分为局限性湿疹和泛发性湿疹 2 种类型。

其中，局限性湿疹仅发生在身体的某一个特定的部位，如手部、耳部、乳房、脐窝、阴囊、外阴、肛周等。这类疾病常以发病部位来命名，如发生在手部者称手部湿疹，发生在乳房部位的称乳房湿疹。其他的还有耳部湿疹、脐部湿疹、阴囊湿疹、女阴湿疹、肛周湿疹、小腿湿疹等。

 为什么手部湿疹发病率较高？

手部湿疹，是指发生在手部的湿疹，是一种很常见的皮肤病。

经过数万年的进化历程，我们人类的手已经成为最重要的劳动工具。在工作中、生活中和娱乐活动中，我们随时都要用手，去接触大千世界中的各种物质。

在自然界中，所有的物质都有可能成为致敏原。如动物皮毛、化学物品、各种化妆品、染料、涂料，各种植物的汁液、果实，寒冷、高温、日晒等，都可以引起湿疹或导致湿疹加重。由于手的活动范围最广，接触物质最多，因此，手部湿疹发病率比较高。

7 手部湿疹为何难治?

手部湿疹多见于青壮年人,特别是教师、美发师,以及从事餐饮业的人更容易罹患此病。

皮损初发于手指的指背及指端掌面,可逐渐蔓延至手背和手腕、手掌部。通常表现为皮肤粗糙、脱屑、干燥及皲裂,有时也可以出现小丘疹、疱疹、结痂及皮肤增厚,边缘不清楚。有时,还可以发生甲沟炎,致使指甲周围皮肤肿胀,指甲变厚而不规则。

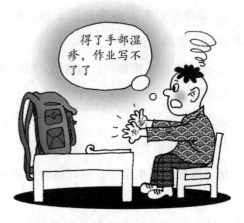

得了手部湿疹,作业写不了了

得了湿疹,患者常有严重的瘙痒症状,如果出现皲裂,还会有疼痛表现。由于双手经常接触外界物质,因此无论病因为何,此病常因继发性因素影响而病情反复,一般比较难治。

8 何谓耳部湿疹?

一天,侄女带她2岁的儿子来找我看病。在孩子的耳后、耳垂部位出现了一些红疹,并且有溃烂、渗水,孩子不时哭闹。

我仔细检查了一下,认为孩子是得了耳部湿疹。侄女问我:什么叫耳部湿疹?是怎样发生的?

我告诉她,耳部湿疹又称外耳炎,常发生在耳轮、耳后皱褶和外耳道部位。主要皮肤表现为红斑、渗液,有时会出现皲裂和结痂。有时还可能有油腻性的皮屑出现,并且皮损常两侧对称发生。

在外耳道中,存在着一些叫大汗腺和皮脂腺的器官,这些结构每天都会

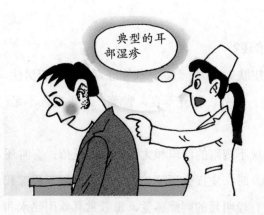

典型的耳部湿疹

分泌一些物质，就是我们常说的耳垢。由于摩擦、揩拭、搔抓和挖耳道造成的损害，会导致皮肤局部的水肿、感染和炎症。佩戴耳环可以出现镍过敏，引起耳垂部位的皮肤炎症。这些因素都可能导致耳部湿疹的发生。

最后，我叮嘱侄女，尽量让孩子少吃海鲜类食物，并开了一些药物给孩子外用。

 哪些感染能引起耳部湿疹？

耳部是湿疹的好发部位。引起耳部湿疹的原因有很多，其中真菌、细菌感染是引发耳部湿疹的重要原因。

外耳道部位的湿疹可能由真菌感染引起。由化脓性中耳炎所导致的继发性感染，也是外耳道湿疹发病的主要原因。

继发性感染通常可由葡萄球菌或链球菌引起。在湿润的外耳道出现皮肤损伤之时，铜绿假单胞菌也可能成为病原体。

 乳房湿疹有什么表现？

乳房湿疹，是指发生在乳房部位的湿疹。此病通常发生在女性的乳头、乳晕及其周围，界限清楚。皮损常常呈棕红色，可有明显的糜烂、渗水。在皮损表面可覆以鳞屑或薄痂。在湿疹的慢性期还可以出现皮肤增厚、粗糙和皲裂。患者自觉有剧烈的瘙痒，并可有刺痛。

乳房湿疹多见于哺乳期妇女，在停止哺乳之后常常可以自愈。对于患有乳头或乳晕湿疹长达3个月以上的女性，特别是单侧发病的女性，必须进行活检，以排除乳房部位的癌症。

阴囊湿疹有什么表现?

阴囊湿疹是一种较为常见的皮肤病,多发于新陈代谢旺盛的中老年男性。局部潮湿、闷热常可引起这种病。另外,营养不良,青菜、水果摄入不足,也是此病的诱发因素。

在初发病时,阴囊部位可出现不规则的红斑和大小不等的丘疹,有时还有水疱或少量脱屑。如果治疗不及时,皮损会逐渐扩大,发展至阴茎根部和两侧腹股沟等处。由于病变部位有较明显的刺痒感觉,患者常喜欢用热水和肥皂烫洗以求暂时止痒,有时则用手反复搔抓,致使皮肤破损而引起糜烂、结痂。有的患者还会因乱涂药水等,造成局部红肿灼痛。此病容易反复发作。

 小腿部位多发淤积性湿疹,这是为何?

小腿是湿疹多发部位之一。湿疹皮损多发生在下肢,特别是小腿的前部或侧面,多表现为亚急性或慢性湿疹,常两侧对称发生。

有时,小腿部位的湿疹可并发明显的下肢静脉曲张,此时又可称为淤积性湿疹。由于静脉曲张导致下肢部位血液循环受阻,形成瘀血,因此皮损多发生在小腿的中、下 1/3 处。皮损多呈局限性棕红色,密集发生丘疹、水疱,也可以出现糜烂、渗出。发展到后期,则可出现皮肤增厚、粗糙及色素沉着。由于小腿胫前部皮下组织较少,皮肤紧贴于其下的组织上,病程日久,可在足踝关节附近出现"营养障碍性溃疡"。

另外,湿疹的小片皮损也可沿着曲张的皮下静脉曲张蔓延扩散,并出现暗红色或褐色色素沉着。

 为什么女阴湿疹容易反复?

外阴是湿疹的常见发病部位,女阴湿疹是女性常见的一种疾病,此病多发生于中老年女性。

女阴湿疹的皮肤损害常常累及大、小阴唇以及附近的皮肤。患处皮肤增厚、粗糙,与周围正常皮肤的界限很清楚。因为奇痒难忍而反复搔抓,局部可见有糜烂及抓痕。有时皮损可呈水肿性改变。

由于月经及阴道分泌物的刺激,可能导致疾病反复发作,迁延不愈。此外,女阴湿疹可出现继发性的色素减退,容易被误诊为女阴白斑,皮肤科医师应该重视这个问题。

 脐部湿疹是怎么回事?

> 表妹早上打电话给我,说她最近脐部出现红疹、渗水、瘙痒,还有一些难闻的味道。到县医院就诊,皮肤科医生认为她是得了脐部湿疹,可能是由脐窝内污垢和频繁刺激引起的。表妹问我:这是怎么回事?

脐部湿疹,是指发生在脐窝部位的炎症皮损。此病主要表现为鲜红或暗红色斑片,有渗液及结痂,表面湿润,边缘清楚。皮损很少波及脐周围的正常皮肤。脐部湿疹病程多为慢性,容易反复发作。

表妹的情况就是如此。根据她发来的照片和叙述的病史,我判断她是得了脐部湿疹。

我告诉表妹,脐部湿疹的发生,多与皮肤污垢、汗液、皮脂等刺激和浸渍有关。有时,还可能并发细菌感染,引起局部的红肿和疼痛。

最后我建议表妹,可以按当地医生的方案进行治疗。

 为什么口周会出现湿疹?

口周湿疹,是指发生在口唇周围的一种炎症皮损。

口周湿疹常见于少年儿童。患儿习惯性流涎,或习惯性地经常用舌舔拭唇周,是发病的主要原因。

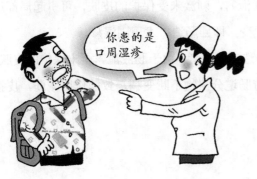

口周湿疹，通常表现为在口唇周围出现红斑、水疱、丘疹，与周围正常皮肤界限不清。有时可出现轻度的糜烂、渗液。

 何谓感染性湿疹？

感染性湿疹，又称传染性湿疹样皮炎。在此病发生之前，首先在患处附近出现一些慢性的炎症病灶，如中耳炎、压疮、溃疡及瘘管等。从这些病灶中不断排出较多的分泌物，使周围皮肤受到刺激而发病。

感染性湿疹常表现为上述病灶周围皮肤发红，出现密集的小丘疹、水疱、脓疱、结痂和鳞屑等，并可随搔抓方向呈线状播散。渗出较多、病情严重时可发生重度水肿。

 何谓回肠造口术周围湿疹？

今天上午，有一位中年男性患者来到我的诊室。在他的腹部有一个"小洞"，内插一个橡胶管。原来，2 年前他因肠癌切除，做了回肠造瘘手术。最近，在腹部瘘口处一直有液体渗出，皮肤红肿、瘙痒。仔细检查之后，我认为他是得了回肠造口术周围湿疹，并给他做了局部处理。

患者离开之后，进修医师小李问我：为啥诊断为"回肠造口术周围湿疹"，以前没有听说过这种病呀？

我告诉小李，其实回肠造口术周围湿疹就是感染性湿疹的一种特殊类型。在回肠造口术后，由于肠液持续泄露，刺激未受保护的皮肤，可引起局部皮肤发生过敏反应，发生湿疹样改变，即回肠造口术周围湿疹。

据统计，大约有 75% 的回肠造口术患者，由于肠液泄露至未保护的皮肤，而发生湿疹样皮损。并且，随着肠道分泌物不断变稠，致敏作用减弱，皮损会逐步缓解。

18 泛发性湿疹包括哪些疾病？何谓乏脂性湿疹？

泛发性湿疹，是指发生在全身多个部位的炎症性改变。此病可分为多种类型，如钱币状湿疹、自身敏感性湿疹、婴儿湿疹、乏脂性湿疹等。

乏脂性湿疹，又称干燥性湿疹、裂纹性湿疹。主要是因皮肤水分脱失，皮脂分泌减少，干燥，表皮及角质层有细裂纹，皮肤呈淡红色，裂纹处红色更明显，类似碎瓷样改变。

乏脂性湿疹可发生于身体的许多部位，但多见于四肢，特别是老年人的胫前部位。此病多见于冬季，常因空气干燥，皮脂分泌减少，加之热水烫洗过勤而被激发。

19 为什么秋冬季节老年人易发皮肤干燥？

☺ 老年人新陈代谢功能减退，皮脂腺萎缩，皮脂分泌减少，皮肤得不到很好的滋养。

☺ 秋冬季节气候干燥，湿度较低。

☺ 洗澡过于频繁，特别是频繁地使用碱性的肥皂和热水，可以导致表皮皮肤屏障受损，引起水分丢失。

因此，在秋冬季节，老年人特别容易出现乏脂性湿疹，发生皮肤干燥。

20 什么叫裂纹性湿疹？

秋天，在农村地区常可见到一些儿童两颊通红、干燥，并有一些裂纹和脱屑。这是一种什么病呢？

此病即裂纹性湿疹，又称裂隙性湿疹，属于乏脂性湿疹的范畴。这种病多发生在秋冬季节，特别是生活在农村地区和边远地区的少年儿童，更容易罹患此病。

裂纹性湿疹常发生在儿童的面颊部，有时也可发生在双侧前臂的伸侧。皮肤损害呈淡红色，角质层或表皮有许多细小裂纹，上覆有糠秕状鳞屑，自觉刺痛和瘙痒。

此病多因气候干燥，皮肤水分脱失，皮脂分泌减少，或冬季洗澡过勤，使用肥皂过多引起。

21 自身敏感性湿疹是怎样一种病?

王师傅小腿部位长了一片湿疹，已经好多年了。不知什么原因，最近小腿部位皮损加重，有红斑、渗水，并且在他的大腿部位、上肢部位也出现了许多红疹，伴瘙痒。于是他来到医院，找到了皮肤科的史教授。

史教授详细询问了王师傅的发病情况，并做了仔细检查，最后认为，王师傅是得了自身敏感性湿疹。

自身敏感性湿疹，又称自身敏感性皮炎，此病在湿疹家族中是一种"很有个性"的存在。因为多数湿疹是由外界环境中的物质引起的，而此病却是由于患者对自身内部或皮肤组织所产生的某些物质过敏而引起的。

发病之前，在患者身体的某个部位常有湿疹样病变，面积大小不定，较多见的是钱币状湿疹或小腿湿疹。由于过度搔抓、外用药物的刺激，或并发感染使湿疹恶化，红肿糜烂、渗出明显增加。加之处理不当，创面不洁，使组织分解物、细菌产物等形成一种特殊的自身抗原。这些抗原被吸收之后发生致敏作用，从而导致湿疹在附近扩散及全身泛发。从原发皮损至全身泛发一般需要经过 7 ~ 10 天。

王师傅的情况就是如此。他小腿部位原有皮损，最近可能是因为心情烦躁、过度搔抓皮损恶化，由于自身抗原引起过敏反应，就诱发了自身敏感性湿疹。

22 自身敏感性湿疹有何表现?

自身敏感性湿疹，是一种由自身原因引起的特殊湿疹。

自身敏感性湿疹初起时常表现为小腿部位的炎症损害。一至数周之后，出现大片的皮肤损害。常急性泛发，对称性发生，有剧烈的瘙痒。皮损为红斑、丘疹、水疱，1～2毫米大小。手掌部位也可累及，呈现出疱疹样损害。皮疹可蔓延融合，而且有些部位有渗出和结痂。皮损通常持续存在，直到初发病灶好转，才会发生改变。

患者自觉瘙痒剧烈。在原发病灶好转之后，继发病灶也会自然减轻或消退。但是有的患者虽用糖皮质激素及抗生素治疗，仍可能持续数周不愈。

23 何谓钱币状湿疹？

钱币状湿疹，又称盘状湿疹，是湿疹的一种特殊类型。目前，此病的病因尚不清楚。精神紧张、抑郁，过度饮酒，以及长期用肥皂、热水烫洗，药物刺激等均可导致皮损加重。

钱币状湿疹常在冬季与皮肤干燥同时发生。患者通常表现为直径1～3厘米、边界较清楚的圆形损害，为红色小丘疹或丘疱疹聚集而成，有很多渗液。

进入慢性期之后，皮肤增厚、粗糙，表面有结痂及鳞屑。在损害的周围可有散在的丘疹、水疱，常呈卫星状分布。类似损害可以散发到身体的多个部位。皮损多数发生在患者的手足背、四肢伸侧、肩、臀、乳房及乳头等处。患者有剧烈瘙痒症状。

24 婴儿湿疹有什么表现？

今年夏天，小倩9个月大的女儿全身出了许多小白疱，伴剧烈瘙痒，身上都抓出血了，过几天搔破处便自动结痂消退。可这种现象一直反复发作到现在。她们去过多家医院看病，一直没有好转。有医生说是"荨麻疹"，有医生说是"花粉过敏"，现给孩子吃扑尔敏（氯苯那敏）止痒。由于孩子太小，小倩很担心药物的副作用。

小倩女儿患的皮肤病可能是婴儿湿疹。婴儿湿疹常发生于人工喂养，即因为母乳不足，加用牛奶或奶粉的孩子。该病患儿常伴有消化不良的表现，有一定的遗传倾向。

婴儿湿疹常发生于婴幼儿的头面部，严重者可泛发全身。一般肥胖的婴儿常表现为头面部米粒大红丘疹，半透明小水疱，水疱破后，可有糜烂渗出，或者有油腻性的鳞屑。消瘦的婴儿表现为红斑、丘疹，有少许脱屑。病情时轻时重，常反复发作。因瘙痒难忍，婴儿会自己用手搔抓，或者在夜间哭闹不止。

孩子患了婴儿湿疹应及时到医院诊治。母亲应尽量少食辛辣刺激性食物，以及鱼、虾、蟹等水产品。

如果病情较轻，症状不明显，可不必治疗。多数患儿会在 1～2 岁以后逐渐缓解或自愈。

25 婴儿湿疹可分为哪些类型？

婴儿湿疹是婴幼儿多发的一种皮肤病。根据其皮损表现可分为渗出型、干燥型、脂溢型 3 种类型。

我国学者刘冰曾观察了 3 820 例婴儿湿疹病例。其中，渗出型湿疹为 1 534 例，约占婴儿湿疹的 40.2%；干燥型湿疹 795 例，约占婴儿湿疹的 20.8%；脂溢型湿疹 1 491 例，约占婴儿湿疹的 39.0%。

根据湿疹受累部位统计，头部约为 34.9%，面部约为 39.1%。其中渗出型湿疹在面额部、头皮较多，干燥型湿疹则以四肢、躯干较多，脂溢型湿疹以头皮、耳后及眉毛区域较为多见。

26 不同类型的婴儿湿疹，各有什么特点？

婴儿湿疹多发于 1 岁以下的宝宝，通常分为干燥型湿疹、脂溢型湿疹和渗出型湿疹 3 种类型。

☺ 干燥型湿疹主要表现为皮肤肿胀、红色丘疹，丘疹上有糠皮样脱屑及干痂。常有剧烈瘙痒，孩子哭闹不已。

☺ 脂溢型湿疹常表现为皮肤潮红，在红斑、丘疹上有淡黄色脂性液体渗出，随后结成较厚的黄色痂皮，不易除去，以头顶及眉际、鼻旁、耳后多见。

通常无明显瘙痒症状。

☺ 渗出型湿疹多表现为红斑、水疱，伴有明显皮肤肿胀。瘙痒剧烈，因为反复抓挠，局部可有黄色、红色浆液渗出。

 肛周湿疹是怎样一种病？

肛周湿疹，是发生在肛门周围的一种皮肤病。这种病的皮肤损害多局限于肛门及其周围皮肤，严重者可泛发于臀部、会阴、阴囊等处。男女老少皆可发病。这种病没有明显的季节性，但在冬季复发率比较高。

瘙痒为肛周湿疹的主要表现，剧烈瘙痒常使患者彻夜难眠。在皮损因反复搔抓出现破溃时，还会出现明显的刺痛。由于在肛门周围有较多的渗出液，常污染内裤。

 哪些原因可引起肛周湿疹？

肛周湿疹，是湿疹的一种特殊类型，其病因十分复杂，主要包括：

☺ 体质与遗传因素，常见于具有过敏体质的患者，常伴发哮喘、鼻炎、荨麻疹等过敏性疾病。

☺ 精神及神经因素，常见于高度紧张、疲劳、忧思惊恐、失眠等患者。

☺ 消化系统功能失调，异体蛋白或致敏原侵入体内，进而诱发疾病。

☺ 内分泌失调，妇女月经失调，或患糖尿病之后，身体抵抗力下降，可诱发湿疹。

☺ 接触某些食物、花粉、化妆品、洗涤用品、染料，以及寒冷、酷热、光照等，可诱发湿疹。

☺ 继发于脱肛、痔疮、肛瘘等肛周疾病之后，各种分泌物刺激可诱发湿疹。

诊断和鉴别诊断

湿疹病因复杂，种类繁多，形态多变。有时要准确识别湿疹或者某一类型的湿疹，还真有些难度。

 怀疑得了湿疹，需要做哪些检查？

湿疹是一种很常见的皮肤病。其病因复杂，病情顽固，容易反复发作。进行相关辅助检查，其目的是排除其他类似的疾病，寻找病因。其中，血常规检查会发现有嗜酸粒细胞增多的现象，部分患者可出现免疫球蛋白E（IgE）含量增高。

过敏原检查有助于寻找可能的致敏原。斑贴试验可应用于寻找病因，排除接触性皮炎发生的可能性。真菌检查可以排除各种浅部真菌病感染，疥虫检查可协助排除疥疮。

血清免疫球蛋白检查可帮助识别具有湿疹样皮损的先天性疾病。皮损部位的细菌培养，则可以了解是否有继发性的细菌感染。如果有必要，还需要进行皮肤组织病理学检查，进行确诊。

 湿疹识别的"路线图"是怎样的？

湿疹的识别，主要是根据患者皮肤表现，结合必要的实验室检查，或组织病理学检查来完成的。

特殊类型的湿疹可根据其皮损表现进行识别，如乏脂性湿疹、自身敏感性湿疹、钱

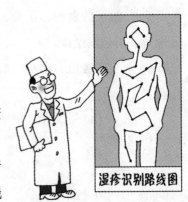

湿疹识别路线图

币状湿疹等；也可以根据发生部位进行判断，如手部湿疹、小腿湿疹、肛周湿疹、乳房湿疹、阴囊湿疹、耳部湿疹等。

泛发性湿疹，是指身体多部位同时发生的湿疹。湿疹的严重程度可以根据其皮损面积和皮疹特点来进行评估。

 湿疹需与哪些疾病进行鉴别？

湿疹的病因比较复杂，皮损的表现千变万化。在诊断过程中，需要与多种疾病进行鉴别。

☺ 与其他各类病因和皮损表现特异的皮炎进行鉴别，如特应性皮炎、脂溢性皮炎等。

☺ 与有类似湿疹表现的疾病进行鉴别，如各种癣病、疥疮、多形性日光疹、烟酸缺乏症等。

☺ 与少见的具有湿疹样皮损的先天性疾病进行鉴别，如选择性 IgA 缺乏症、高 IgE 复发感染综合征等。

☺ 急性湿疹、慢性湿疹，应与接触性皮炎、神经性皮炎进行鉴别。

另外，发生在手足部位的湿疹需要与手足癣进行鉴别。

 湿疹更"青睐"身体的哪些部位？

任何一个行业，都存在着一些只可意会、不能明说的规则，也就是现在流行的"潜规则"。

在皮肤科领域，也存在"潜规则"。湿疹作为一种常见皮肤病，皮损分布也有其规律。湿疹可发生于身体的任何部位，并且以身体或四肢的屈侧较为多见。皮肤损害可呈弥漫性或散在性，和正常皮肤无明显界限，而且多为对称分布。

但是，某些部位就特别获得湿疹的"青睐"，而且也没有多少道理可讲。如身体的头部、颜面、四肢、阴囊、外阴、肛周等部位。于是，皮肤科专家根据发病部位，将局限性湿疹分为阴囊湿疹、脐部湿疹、耳部湿疹、女阴湿疹、肛周湿疹、手部湿疹等类型。

湿疹与接触性皮炎有什么不一样?

在急性期,湿疹的表现和接触性皮炎有很多相似之处,如病程较短,都有红斑、丘疹、水疱、糜烂、渗出等症状,因此二者容易被混淆。但二者也是有区别的。

急性湿疹的病因不明确。皮损常发生在头皮、手足、外阴、脐窝、肛周等部位。多两侧对称,皮损常呈多形性改变,表现为红斑、丘疹、水疱、糜烂、渗出等。容易反复发作,可以转化成为慢性湿疹,并伴有剧烈瘙痒。

接触性皮炎病因很明确。皮损多发于身体的暴露部位,局限于接触部位,与周围正常皮肤界限清楚。此病的皮肤损害多比较单一,表现为红斑、丘疹、水疱等,可有瘙痒或刺激性疼痛。当不再接触相关物质之后,皮损可逐渐痊愈。

 汗疱疹和湿疹有什么关系?

汗疱疹和湿疹的发病部位多在手足,表现为红斑、丘疹、水疱,或者干燥、皲裂、脱屑等症状。对此,初出茅庐的小医生常常"傻傻分不清"。其实,二者是有区别的。

汗疱疹多发生在手部,常于青少年时期开始发生,每年初夏或夏秋之交容易反复发作,具有一定的遗传倾向。主要表现为米粒大小的水疱,有轻微的刺痛或瘙痒。在水疱破裂之后可有脱屑。

湿疹多发生于成年人,特别是从事特殊职业的人,如车间工人、厨师、理发师等,或者家庭主妇,更容易罹患此病。其病因比较复杂,发病与经常接触水或其他化学物质有关,多表现为手部皮肤增厚、皲裂、脱屑,伴有剧烈瘙痒,容易反复发作。

 如何鉴别湿疹与浸渍性皮炎?

浸渍性皮炎和湿疹,都与潮湿有关,二者在皮肤表现上常常也是"湿淋淋"的,但二者也都有自己的特点。

浸渍性皮炎常发生在夏秋季节。皮肤长期浸泡在水中,是其主要诱发因素。婴儿多汗，或长期流口水，常在下颌部位或颈部出现皮损。抗洪救灾的士兵、长期水中作业的人员，其手足、阴囊、腋窝等，都是浸渍皮炎的好发部位。皮肤损害为红肿、渗液，脱皮露出糜烂面，常伴有明显的刺痛。

湿疹属于一种过敏性疾病，但很难找到其确切病因。湿疹常常发在手足、小腿、外阴、脐窝、肛周、耳部等部位，皮损呈红斑、丘疹、水疱、糜烂，或增生、脱屑等多形性改变，伴有剧烈瘙痒，容易反复发作。

 湿疹和神经性皮炎有何区别？

湿疹发展到一定阶段，进入慢性期，皮肤增厚、粗糙，皮沟加深，瘙痒剧烈。湿疹特别需要和神经性皮炎进行鉴别。

神经性皮炎多发生于中老年人，与精神紧张、经常摩擦和反复搔抓有很大关系。此病常发生在颈项部、踝关节周围、尾骨突出部位，主要表现为皮肤局部的红斑、增厚、干燥、粗糙，皮肤纹理加深。同时伴有剧烈瘙痒，夜间加重。

慢性湿疹是一种常见的过敏性疾病，可发生在任何年龄。常由急性湿疹转变而来，多发生在头部、手足、阴囊、小腿等部位，常两侧对称，表现为皮肤增厚、皮肤纹理加深，粗糙、脱屑，伴有剧烈瘙痒。

 如何鉴别湿疹与多形性日光疹？

湿疹和多形性日光疹，都以红斑、丘疹、水疱、糜烂、渗出为主，呈多形性改变，伴有剧烈的瘙痒症状。二者有许多相似之处，但二者也有一些区别。

多形性日光疹多发生在春夏季。常发生在皮肤的暴露部位，表现为日晒后皮肤红斑、肿胀、脱屑等症状，伴有刺痛和轻微的瘙痒。有时，身体的其他部位甚至遮蔽部位也可发疹。在停止日晒之后，皮损可逐渐消退，但再次暴露于阳光之下还有可能再次发病。

湿疹可发生在任何季节，与日光照射没有任何关系。常发生在手足、头皮、外阴、肛周等部位，表现为红斑、丘疹、水疱、糜烂，或者增生、苔藓样变，容易反复发作，伴有剧烈瘙痒。

 10 如何避免将疥疮误诊为湿疹？

> 一天上午，我接诊了一位青年男性患者，全身红疹，伴有剧烈瘙痒，在多家医院按湿疹治疗，却一点效果也没有。
>
> 我详细询问了患者发病的过程，并认真给他做了检查。最后，我诊断为"疥疮"，给患者开具了林旦乳膏外用。患者离开之后，实习医生小李问我：疥疮和湿疹有什么区别？如何避免疥疮的漏诊和误诊？

疥疮是一种传染性疾病，发生在特殊的人群，具有特殊的病史和明显的皮肤特征。但是，临床上把疥疮漏诊或误诊为湿疹的情况却不少见，即使是一些经验丰富的皮肤科老专家也难以避免。

疥疮多发生于集体生活的人群，与卫生条件差有关。好发于指缝、外阴、阴囊、大腿内侧、腋窝、小腹等皮肤皱褶、柔软部位，表现为针头大的丘疹、水疱，有时还可出现窦道、结节，夜间常伴有严重的瘙痒。

湿疹则属于过敏型疾病，可发生于任何人，尤其以中老年人发病率较高。皮损呈多形性改变，表现为红斑、丘疹、水疱，或增生、粗糙。此病容易慢性化并反复发作，且在发病过程中常有渗出倾向。

我告诉小李，要避免疥疮被漏诊或误诊，关键是要详细询问病史，有没有接触史，周围有没有类似的患者，还要全面认真地对患者进行体格检查。

11 脂溢性皮炎与湿疹有何区别？

脂溢性皮炎常发生在面部、胸背部，表现为红色的斑疹、丘疹、脱屑，有时需要与湿疹进行鉴别。

脂溢性皮炎多发生于青壮年，其发病原因和内分泌失调、皮脂分泌过多、真菌感染有关。常发生在鼻翼两侧、口周、头皮，以及胸背靠近中线部位。

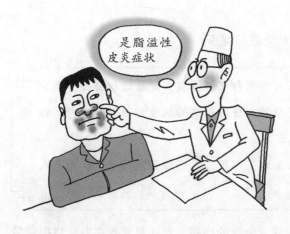

表现为红斑、丘疹、油腻性鳞屑，伴有轻度的瘙痒。

湿疹可发生在任何年龄，好发于手足、脐窝、外阴、肛周、外耳道等部位，常两侧对称发生。皮损表现为红斑、丘疹、水疱、糜烂，或增厚、粗糙、皲裂，常两侧对称，容易反复发作，有顽固的瘙痒。

如何鉴别足癣与湿疹？

发生在足部的湿疹表现为红斑、丘疹、水疱、脱屑，有时需要与足癣进行鉴别。

足癣由真菌感染引起，通常夏季加重。常发生于足部趾缝部位，有红肿、脱屑、糜烂，有严重的瘙痒症状。足癣常发生于一只脚或一侧较重。真菌培养常可查到真菌孢子和菌丝。

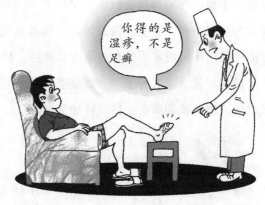

湿疹属于过敏性疾病，可发生在任何季节，但以夏秋季节多发。皮损可发生于趾缝和足背、足底部位，多两侧对称。表现为红斑、丘疹、增厚、粗糙、皲裂，有剧烈的瘙痒症状。

如何鉴别烟酸缺乏症与湿疹?

> 一年夏天，堂妹从农村老家打电话给我，说最近她公公身上出了许多红斑、丘疹，伴有瘙痒。当地医院的医生按照湿疹治疗，但效果很差，现在不知该怎么办。
>
> 两天后，堂妹带老人来到了郑州。我仔细询问病史，认为老人是得了"烟酸缺乏症"。

烟酸缺乏症，是由于烟酸缺乏所致的疾病。此病夏秋季多发，皮损常发生在身体的暴露部位，如手背、前臂、面颈等部位。表现为红色斑片，界限清楚，自觉有烧灼感，伴有轻微瘙痒。之后会出现皮肤增厚、粗糙、皲裂，以及色素沉着。此病常伴有腹痛、腹泻等胃肠道症状，还有头痛、头晕、失眠、烦躁等神经、精神症状。

我告诉堂妹，老先生的病发生在夏季，全身的皮损多在暴露部位，且以红斑为主，更符合烟酸缺乏症的诊断条件。

湿疹与烟酸缺乏症有很大区别。湿疹可发展在身体任何部位，但以头面、下肢、手足、外阴等部位较多。早期表现为红斑、丘疹、水疱、糜烂，晚期表现为皮肤增厚、粗糙、皲裂等。湿疹常两侧对称，容易反复发作。表现为顽固性的瘙痒，通常不伴有胃肠道及神经、精神症状。

最后，我给老人开了一些烟酸类药物，并叮嘱堂妹给老人做饭时要注意多样化，避免长期单吃一种或几种食材。

湿疹和痒疹怎么区别?

湿疹和痒疹都属于过敏性疾病，都伴有严重的瘙痒症状，但二者还是存在一些细微的区别。

湿疹病因复杂，而且和消化、免疫、代谢等多种因素有关。湿疹为多形性改变，在急性期和亚急性期，有明显的水疱、糜烂、渗出。慢性湿疹则以皮肤增厚、粗糙、干燥、脱屑为主要表现。

痒疹的发病常与昆虫、螨虫、纤维、粉尘等因素有关。痒疹和神经、精神因素有一定关系，如精神紧张、烦躁时，瘙痒会加重。痒疹皮损表现单一，多表现为米粒到黄豆样大的丘疹，轻微脱屑，疹间皮肤正常。

药物治疗

疾病是医生和患者共同的敌人。皮肤科医生和患者对付湿疹，战胜湿疹，是一场旷日持久的"战争"。既然是战争，最起码的"弹药"是必不可少的。

 湿疹治疗的原则是什么？

湿疹的病因比较复杂，在形态和部位上又各有特点，因此，湿疹的治疗大多为对症处置。

湿疹治疗的主要目标是控制症状，减少复发，提高患者的生活质量。这种病的治疗应从整体上进行考虑，同时兼顾近期疗效和远期疗效。特别要注意保证在治疗过程中的医疗安全。

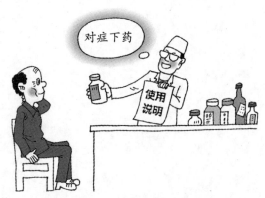

具体地讲，要尽可能地寻找湿疹发生的原因，需要对患者的工作环境、生活习惯、饮食、嗜好及思想情绪等做深入的了解，并对其全身情况进行检查，检查有没有慢性病灶以及内脏疾病，以排除可能的致病因素。

要尽量避免各种外界刺激，如热水烫洗、暴力搔抓、过度洗拭以及其他对患者敏感的物质，如化学制剂、皮毛制品等。

在饮食方面，要注意避免容易致敏和有刺激性的食物，如鱼虾、浓茶、咖啡、酒等。

另外，还要对患者详细交代防护要点并指导其用药，充分发挥患者在防治过程中的主观能动性。

 湿疹基础治疗包括哪些内容？

湿疹是一种慢性疾病，平时的基础治疗对于缓解症状、提高患者生活质量非常重要。

对于湿疹患者，首先需要进行健康教育，需要说明疾病的性质、可能发展到什么程度、疾病对身体健康的影响、有无传染性、各种治疗方法的疗效，以及可能出现的不良反应等。要指导患者寻找和避免环境中常见的变应原及刺激原，避免搔抓及过度清洗，对环境、饮食、防护用品、皮肤清洁方法等也应提出相应的建议。

另外，还要注意避免湿疹的诱发或加重因素，保护好皮肤的屏障功能。

 如何查找湿疹的发病原因？

湿疹是一种病情复杂、病程漫长的皮肤病，湿疹的发病或转归会受到多种内外因素的影响。

皮肤科医生需要详细询问病史，全面认真地进行体格检查，另外还要开展各种辅助的诊断试验，以查找各种可疑的病因及诱发因素。随后，去除这些病因和诱发因素，避免湿疹的发病或加重。

乏脂性湿疹应限制洗浴次数，洗浴后外用保湿护肤品等。对于感染性湿疹，则需应用抗生素，治疗原发性感染病灶。

 怎样维护皮肤的屏障功能？

临床观察表明，湿疹的发生与皮肤的敏感性增高密切相关，而敏感性增高的根本原因则是皮肤屏障功能的损坏。

一旦湿疹患者的皮肤屏障受到破坏，就很容易诱发刺激性接触性皮炎、继发感染，以及过敏反应，从而导致患者皮损加重。因此，对于湿疹患者来说，皮肤屏障功能的维护就显得非常重要。

♡ 在治疗过程中，应选用对患者皮肤无刺激或刺激比较小的方法。

☺ 要预防并及时处理继发性细菌感染或真菌感染。

☺ 对表现为皮肤干燥的亚急性及慢性湿疹，要加用具有保湿功能的护肤品。

 对于湿疹，如何选用内治药物?

湿疹是一种很常见的皮肤病，病程漫长，容易反复发作。内治药物对湿疹患者的病情控制十分关键。

☺ 可选择赛庚啶片、氯苯那敏片（扑尔敏片）、异丙嗪片、氯雷他定分散片、西替利嗪片等抗组胺药物以止痒，必要时可两种配合或交替使用，或者配合服用镇静药物。因湿疹多在晚间瘙痒剧烈，因此最好在晚餐后及入睡前各服药物 1 次。

☺ 对于急性或亚急性泛发性湿疹，可静脉注射 5% 溴化钙，或 10% 葡萄糖酸钙，或 10% 硫代硫酸钠溶液，每天 1 次，每次 10 毫升，10 次为 1 个疗程；或用普鲁卡因静脉滴注。

对于伴发严重感染的患者，可配合应用抗生素。此外，维生素 B 族、维生素 C 以及调节神经功能药物对湿疹患者的康复也有一定效果。

特别提醒：湿疹的药物治疗必须在皮肤科医生指导下进行。

 抗组胺药物在湿疹治疗中地位如何?

抗组胺药物是皮肤科最常用的一类药物，主要作用就是抗过敏、止痒。在皮肤科，抗组胺药物并不仅仅用于治疗过敏性疾病。但是，抗组胺药物在湿疹治疗中无疑处于关键地位。

组胺是过敏反应过程中最主要的炎症介质，而抗组胺药就是专门用来对付组胺这种炎症介质的。抗组胺药主要是通过与组胺竞争性地争夺效应细胞上的组胺受体，而发挥抗组胺作用。

由于作用的受体不同，可将抗组胺药分为以下类型：H_1 抗组胺药、H_2 抗组胺药、特殊抗组胺药物等。

H₁ 抗组胺药是如何发挥治疗作用的?

抗组胺药物可分为三种类型,H₁ 抗组胺药又称 H₁ 受体阻滞剂,是其中药物种类最多的一种类型,如赛庚啶、氯苯那敏、异丙嗪等。由于这类药物与组胺具有相同的乙基胺结构,可以与组胺争夺效应细胞上的 H₁ 受体,使组胺不能与后者结合,从而抵抗组胺引起的毛细血管扩张、血管通透性增高、平滑肌收缩和血压下降等。

另外,这类药物还具有镇静、止痒作用,常用于治疗湿疹、荨麻疹、神经性皮炎等皮肤病。

 氯苯那敏属于什么药物? 有什么作用?

氯苯那敏,是"知名度"最高的治疗皮肤病药物。它的作用就是抗过敏、止痒,可用于治疗许多过敏性疾病。

氯苯那敏属于 H₁ 抗组胺药中的第一代产品,这类药物还包括赛庚啶、异丙嗪等,但它们都没有氯苯那敏的名头大。另外,还有一些药物属于 H₁ 抗组胺药的第二代产品,如咪唑斯汀、西替利嗪等。

其中,以氯苯那敏为代表的第一代 H₁ 抗组胺药有明显的副作用,如头晕、嗜睡、胃肠反应及肝、肾损害等,而第二代则基本没有以上副作用。

 湿疹患者能用激素吗?

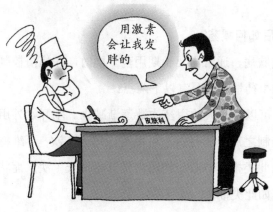

最近几年,激素类药物已经成为可怜的"背锅侠"。在皮肤科门诊,有许多患者在医生开处方时,总要问一句:"含不含激素?我可不用激素!"

其实,在皮肤科,有许多疾病是需要使用激素的,而且效果很好，只是需要在医生指导下科学规范地使用。

对于湿疹患者来说，一般不适合口服或注射糖皮质激素。虽然这类药物在消炎、止痒及控制渗出方面作用较快，但停用后常很快复发。长期使用还容易引起许多不良反应。老年湿疹患者滥用糖皮质激素，容易发展成继发性的红皮病。

对于病因明确、短期可以去除病因的患者，如接触因素、药物因素引起者或自身敏感性湿疹等，以及急性、皮损广泛的湿疹患者，为迅速控制症状，可以短期使用糖皮质激素。但必须慎重，以免发生全身性不良反应或病情反复。

10 在哪种情况下湿疹患者可以用免疫抑制药？

免疫抑制药就是通过控制异常的免疫反应来治疗疾病的一类药物，常见的有环孢素、甲氨蝶呤、雷公藤等。主要用于治疗银屑病、红斑狼疮、天疱疮等重症皮肤病。

湿疹是一种慢性疾病，病程漫长。由于免疫抑制药副作用较大，长期使用对内脏系统可能有潜在的伤害，因此湿疹患者应当谨慎使用，需要严格掌握适应证。

免疫抑制药仅可用于其他疗法无效、有糖皮质激素应用禁忌证的重症患者。或者在短期系统使用糖皮质激素病情得到明显缓解后需要减药或停用糖皮质激素时，也可选用免疫抑制药。

11 湿疹病情控制后如何减药？

湿疹是一种病程漫长的皮肤病，通常需要长期用药。同时，在病情控制之后，需要用合适的方法来减少药量。主要有以下两点：

（1）规则减少用药次数：可以把每天的用药次数逐渐减少。刚开始外用药一般是每天2次；在症状控制之后1周左右，可以改成每天1次；再维持一段时间，改成2天1次，以此类推。口服药物通常是开始每天1次，症状控制之后可以改成2天1次，如此类推。

因为患者病情轻重不同，其疗程也不一样。如果病情较轻，维持治疗 2 周即可；如果病情较重，则需要维持治疗 1 ～ 3 月。

（2）使用温和药物代替强效药物：规则减药的另一个方面是使用温和、无刺激性药物逐渐代替强效药物。

通常，在湿疹治疗开始时，可能会使用激素等强效药物。在控制症状之后则应立即使用温和无刺激的药物来代替。激素制剂不能长时间、大面积地使用。温和而无刺激性的药物多选炉甘石洗剂，也可以使用自制药物，如紫草油。

12 如何治疗感染性湿疹?

感染性湿疹是由于局灶性的细菌感染所导致的炎症皮损。对于这种类型的湿疹，最关键的措施是要清除感染病灶和使用抗生素。

首先，应该进行细菌培养和药敏试验，选择敏感性的抗生素。可以口服或胃肠外给予适当的抗生素。对于病情严重的患者，可以考虑全身应用糖皮质激素类药物。对于此类患者，局部应用抗生素和激素制剂效果较好。另外，也可以应用高锰酸钾溶液进行洗浴。

13 如何治疗自身敏感性湿疹?

自身敏感性湿疹是一种特殊类型的湿疹。与一般湿疹由外界因素引起不同，自身敏感性湿疹的病因来自于自身。此病是由自身产生的抗原物质激发免疫反应过程从而引起湿疹样皮损。

自身敏感性湿疹通常需要全身使用糖皮质激素。对于病情较轻的患者，仅仅外用激素制剂，给予止痒药物即可。

虽然，全身使用糖皮质激素可以有效控制湿疹皮损，但如果原发病灶不控制，病情还有可能复发。

对于原发病灶以及继发性的病灶感染，都应该口服抗生素。有时控制了原发感染病灶，自身敏感性湿疹病情也可以缓解。

手部湿疹该如何防治?

由于其自身特殊的功能，手部已成为湿疹的"重灾区"。手部湿疹发病率较高，而且很难治愈。

要防治手部湿疹，首先应尽可能追寻病因，避免接触致敏物质，去除病灶，治疗全身性慢性疾病；其次，应避免各种外界刺激，如热水烫洗、过度搔抓等；第三，要避免进食荤腥及辛辣食物，如鱼、虾、浓茶、酒、辣椒等。同时，内服赛庚啶、氯苯那敏及维生素 B 族、维生素 C 等，严重者可静脉注射葡萄糖酸钙等药物。

如果皮损糜烂、渗出较多，可用 3% 硼酸溶液或马齿苋煎水湿敷，促其干燥。如果渗出较少的话，则可选用氧化锌油等油剂、乳剂。皮肤增厚时，可应用曲安奈德益康唑乳膏、维 A 酸乳膏、肤疾宁硬膏等。有时，采用中药苦参、蛇床子、苍耳子等煎水外洗也有较好效果。

 如何治疗钱币状湿疹?

> 一天，张飞给我发来微信，说他前几天接诊了一个老人，男性，四肢部位出现数个红斑皮损，钱币大小，表面有脱屑，瘙痒明显。他问我这是什么病，该怎样治疗。
>
> 张飞是我带过的实习学生，大学毕业之后在郑州郊区开了一家诊所。这些年，他每遇到皮肤方面的问题，总喜欢找我来问。
>
> 我仔细看了他发来的照片，认为患者是得了钱币状湿疹，这是泛发性湿疹的一种少见类型，治疗起来比较困难。

对于钱币状湿疹，在开始治疗时，可以使用强效或超强效的局部激素霜剂或软膏，每天 2 次。如果继发有葡萄球菌感染，则需要配合使用适当的抗生素。同时，可口服抗组胺药如氯苯那敏，每天 3 次，每次 4 毫克，睡前加大剂量效果会更好。

对于皮损广泛的患者，可以口服醋酸泼尼松片，开始时每天 40～60 毫克，剂量逐渐减少。另外，肌内注射曲安奈德注射液 40 毫克，效果也不错。对于局限性皮损，可用糖皮质激素皮损内注射。

在病情得到初步控制之后，也可能出现反弹或复发。但每次复发都会较前一次轻一些。这时，仅需要短程、较弱效的治疗。此病可以在 1～2 年后痊愈。

最后，我通过微信提醒张飞，对于这个患者，可以先让其口服抗组胺药物，同时，外用中效或强效的激素类药物。如果效果不够理想，再考虑增加其他的治疗手段。

局部疗法

湿疹是一种病因复杂、"壁垒森严"的皮肤病。其发病既有各种外部刺激因素、致敏原的影响，也与患者机体免疫功能、内分泌系统、内脏状况密切相关。对付湿疹这种"武装到牙齿的对手"，皮肤科医生的"外部突袭"是很有必要的。

 湿疹外治的基本方针是什么?

在针对湿疹的"战争"中，局部用药是一个很重要的力量。通常来讲，湿疹的局部用药应执行"湿对湿，干对干，半湿对半干"的基本方针。具体如下：

首先，应根据患者的皮损形态选择合适的药物剂型。在湿疹的急性期，无水疱、糜烂、渗出时，建议使用炉甘石洗剂、糖皮质激素乳膏等。如果出现大量渗出时则应选择冷湿敷，如 3% 硼酸溶液、0.5% 醋酸铅溶液等。在有糜烂但渗出不太多时，则可选用黑豆馏油、氧化锌糊剂等。

在湿疹的亚急性期，无明显糜烂、渗出时，建议外用氧化锌糊剂、糖皮质激素乳膏。在湿疹慢性期，皮损增厚、干燥、粗糙，此时应该使用糖皮质激素软膏、硬膏、乳剂或酊剂等，同时配合使用保湿剂及角质松解剂，如 20% 尿素软膏、5% 水杨酸软膏等。

 如何选择外用药物来治疗湿疹?

湿疹的局部治疗在湿疹治疗过程中扮演着很关键的角色。选择合适的外用药物，对于阻断湿疹的发生、发展过程，促进患者康复具有重要价值。

他克莫司软膏和吡美莫司乳膏，都属于钙调神经磷酸酶抑制药。这两种药物对湿疹有治疗作用，而且没有糖皮质激素的副作用，特别适合用于头面部及皱褶部位的湿疹。皮损部位发生的细菌感染或继发感染，常常会诱发湿疹或导致原有湿疹病情加重，因此抗生素药物是必须要用的，如莫匹罗星软膏、新霉素软膏、红霉素软膏等，临床效果就很不错。

其他的外用药如焦油类、止痒剂、非甾体抗炎药外用制剂等，可以根据发病情况选择使用。

 如何选择激素外用药治疗湿疹？

一天，在接诊了一位湿疹患者之后，旁边的进修医生梁红问我：得了湿疹，应如何选择外用激素药？

我告诉梁红，目前治疗湿疹，特别是慢性湿疹，通常需要使用激素药，而且效果也不错，但是一定要谨慎，要规范使用。

在开始治疗时，应该根据皮损的性质，选择适当强度的糖皮质激素。轻度湿疹可选择弱效糖皮质激素，如丁酸氢化可的松乳膏、复方氟米松软膏等。对于重度肥厚性皮损，则应选择强效糖皮质激素，如哈西奈德乳膏、复方卤米松乳膏。对于中等程度的湿疹，可以选用中效糖皮质激素，如曲安奈德软膏、糠酸莫米松软膏等。另外，对于儿童患者，或者发生在面部及皮肤皱褶部位的湿疹，则应选择弱效或中效糖皮质激素制剂。

最后我提醒梁红，强效糖皮质激素外用药物连续使用时间最好不要超过2个星期，以免发生激素耐受或其他的不良反应。

 急性湿疹该如何选择外用药？

急性湿疹是湿疹发展的早期阶段。在此阶段进行正确、规范的处理，对于湿疹的发展进程和预后，具有重要的影响。

急性湿疹的主要表现为红斑、丘疹、水疱，或糜烂、渗出等。此时，根据"湿对湿，半湿对半干"的基本方针，应该选择液体类制剂。

如果仅有红斑、丘疹，没有渗出，可外用炉甘石洗剂、舒肤止痒酊等。如果有明显的糜烂、渗出，可用3%硼酸溶液、0.1%利凡诺溶液、复方黄柏洗剂等进行湿敷。

在湿疹的亚急性期，渗出较少，有轻度组织增生时，则可选用黑豆馏油、氧化锌糊剂等外用。

 对于慢性湿疹，如何进行外治？

在皮肤科领域，与其他的皮肤病相比，慢性湿疹对外用药物的需求更加迫切。

治疗慢性湿疹，应当根据皮损情况选用适当的剂型和药物。对小范围的湿疹皮损，应用醋酸地塞米松乳膏、丙酸氟替卡松软膏等药物，效果较好。对慢性湿疹增生肥厚显著者，可用强效糖皮质激素加封包治疗，或者外用0.1%维A酸乳膏。对于局限性的肥厚性皮损还可局部注射曲安奈德针剂，或冷冻治疗。

有文献报道，湿疹的皮损部位很容易被葡萄球菌污染，因此有学者主张使用抗生素与糖皮质激素的混合制剂。另外，免疫调节制剂如0.1%他克莫司软膏、1%吡美莫司乳膏等，对于慢性湿疹效果也很好。

 慢性湿疹可以选择哪些外用药物？

湿疹是一种病程漫长的疾病。尽管湿疹可以分为急性湿疹、亚急性湿疹、慢性湿疹三种类型，但是，急性湿疹发展到一定阶段，很容易慢性化，转为亚急性湿疹或慢性湿疹。

慢性湿疹的皮损主要表现为皮肤增厚、粗糙、皲裂、脱屑，伴有严重的瘙痒。此时，根据湿疹的外治原则，应该选用渗透性较强、作用持久的药物，如各种乳膏、软膏、硬膏等。

其中，常用的外用制剂有糖皮质激素类药物、钙调磷酸酶抑制药物、维A酸类药物、维生素D_3衍生物及非甾体抗炎药物等。

7 治疗慢性湿疹如何根据病情选择激素药?

糖皮质激素是治疗慢性湿疹最为有效的一类外用药物。此类药物既可有效控制表皮组织过度增生,又具有强大的抗炎、抗过敏作用。

处于不同时期、轻重不同的湿疹皮损,应选择不同强度的激素药物。轻度湿疹应选用中、弱效的激素药物,中、重度湿疹则应选用中、强效的激素药物。

对于慢性湿疹,维持治疗每周用 2～3 次,可选用中、弱效激素,并逐

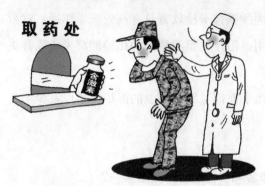

渐过渡到非激素类药物。慢性湿疹皮损肥厚者,可采用封包疗法或用硬膏制剂。封包治疗药物吸收好,特别适合肥厚、角化、脱屑性皮损。但是,在皮损面积较大时,应警惕不良反应的发生。

8 何谓"软性激素"?

> 高林是浙江省台州市一家医院的青年医生,是我去年在福州参加全国学术会议时认识的朋友。昨天,他通过微信给我留言:听说有一种软性激素治疗湿疹效果好,副作用也比较小。那么,什么叫软性激素?

"软性激素"是近一个时期皮肤科领域的一种新提法。优良的激素药首先应该能够很好被皮肤吸收,在皮肤组织中停留时间较长,抗炎能力较强。而且此类药物在体内能够很快被降解,全身吸收较少,副作用较小。具备以上特点的激素药物即被称为软性激素。

我告诉高林,软性激素的优点是:在皮肤内被吸收之后,能迅速被降解,

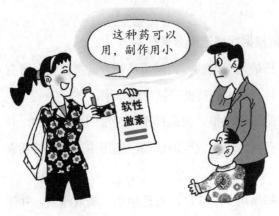

而局部保留高度的活性，对于患者本身的激素代谢影响很小，全身副作用也比较少。

例如，1%糠酸莫米松乳膏高效低毒，治疗足底湿疹疗效优于他克莫司软膏。复方卤米松软膏强效而经皮吸收量极低，治疗亚急性湿疹疗效要优于糠酸莫米松乳膏。丙酸氟替卡松软膏具有高效抗炎作用，对激素受体有很强的亲和力和激发作用，治疗儿童湿疹疗效比糠酸莫米松乳膏更好。

最后我提醒高林，软性激素用于面部、皱褶部位的湿疹皮损以及少年儿童的湿疹皮损，更合适一些。

9 湿疹患者如何根据年龄和部位选择外用激素药?

对于慢性湿疹患者，在选择外用激素药物时，除了要考虑病情严重程度之外，还要考虑患者的年龄、性别和发病部位。

发生在腋窝、外阴部位的湿疹，以及发生在儿童、女性头面部的湿疹，可选用弱效或中效的非氟化糖皮质激素，如糠酸莫米松乳膏。对于发生在四肢、躯干以及手足部位的皮损，则可选用中强效或强效的糖皮质激素，如丙酸氯倍他索乳膏等。

目前，使用较多的糖皮质激素类药物有糠酸莫米松乳膏、卤米松乳膏、复方氟米松软膏等。

10 糠酸莫米松乳膏是怎样一种药物?

在糖皮质激素制剂家族中，糠酸莫米松乳膏是一个"性格温柔的佳人"。此药特别适合治疗妇女、儿童的头面部皮损，以及腋窝、外阴等皮肤皱褶部位的皮损。

糠酸莫米松乳膏是一种含氯不含氟的新型糖皮质激素制剂，局部作用强大，全身吸收却很少，皮肤耐受性也不错。

学者辛梅等曾报道，采用糠酸莫米松乳膏联合封包治疗慢性湿疹，显效率可达93%以上。学者许文等采用糠酸莫米松乳膏联合卡泊三醇软膏治疗慢性湿疹，总有效率高达92%以上。

11 为什么说卤米松乳膏在激素家族中是一个"狠角色"？

卤米松乳膏在糖皮质激素制剂这个家族中，可谓是一个"狠角色"。

卤米松乳膏是一种含卤基的、强效的外用糖皮质激素，此药在抑制组织增生、止痒以及抵抗感染等方面作用很强，并且持续时间很长。

通常单用卤米松乳膏治疗慢性湿疹疗效并不是太好。在临床上，此药多与肝素钠乳膏、尿素软膏、多磺酸黏多糖乳膏等联合应用。这样不仅疗效较好，而且可以减少卤米松乳膏的用量，缩短疗程，减少药物的副作用。

12 治疗湿疹为何选择复方氟米松软膏？

一天，省中医院的专家吴教授来到协作单位坐诊。在接诊了一位湿疹患者之后，当地医院的赵大夫问吴教授："为什么要用复方氟米松软膏，此药对湿疹效果好吗？"

吴教授介绍，复方氟米松软膏是一种常用的激素制剂。这种药物内含0.02%匹伐酸氟米松及3%水杨酸两种成分，除具有抗炎、抗过敏、收缩血管、抗组织增生作用之外，还能维持皮肤表面的弱酸性，并具有角质剥脱作用。

多项研究表明，采用复方氟米松软膏治疗慢性湿疹，其临床有效率可达92%以上，特别是对于增生肥厚皮损效果更好、更安全。

吴教授强调，在复方氟米松软膏中含有水杨酸的成分。水杨酸具有角质剥脱作用，能促进氟米松吸收，减少其用量，从而缩短慢性湿疹的疗程。因此对于慢性湿疹患者，可选用复方氟米松软膏。

13 如何使用他克莫司软膏治疗慢性湿疹？

他克莫司软膏，在皮肤科领域是一种新晋的"网红药物"。在患者表示"拒绝激素药物"的时候，医生多会向患者推荐这种药物。

他克莫司软膏具有糖皮质激素类作用，而无其相应的副作用。近几年，他克莫司软膏被用于治疗慢性湿疹，效果很不错。

研究证实，他克莫司软膏外用治疗慢性湿疹效果好，并且很安全。在用药早期，患者可有轻度的烧灼感、刺痒感，通常可以耐受。

另外，慢性湿疹患者长期间歇使用他克莫司软膏可减少复发。配合应用抗组胺药物，能缓解瘙痒、灼痛症状，减轻局部外用药的副作用。

14 达力士对付慢性湿疹，真的很给力吗？

达力士，学名卡泊三醇软膏，近几年用于治疗寻常型银屑病，取得了较好疗效。

卡泊三醇软膏属于维生素 D_3 衍生物。此药是由维生素 D_3 经肝脏及肾脏代谢形成的具有活性的化学产物，可以调节体内钙、磷代谢，抑制角质细胞过度增殖分化，并减少局部的炎症反应。

有学者研究发现，达力士联合糖皮质激素、非甾体类抗炎药治疗慢性湿疹，效果也很不错，"达力士，真的很给力！"

15 治疗湿疹，试试"激素 +"如何？

随着互联网的普及，"互联网 +"模式流行于社会的各行各业，发挥了巨大的作用。糖皮质激素作为皮肤科的"网红药物"，"激素 +"模式治疗湿疹效果又会如何呢？

糖皮质激素制剂是治疗湿疹的常用药物。在临床上与其他药物联合应用，可以取得更好疗效，减少副作用。

（1）与抗生素、抗真菌药联合：研究证实，糖皮质激素和抗生素、抗真菌药物联合治疗急性或亚急性湿疹，能消除因感染所致的炎症，可以明显提高疗效。

（2）与水杨酸联合：水杨酸具有止痒、抗真菌作用，与激素药物联合应用治疗湿疹，既能够保证局部的药物浓度，又能够减少不良反应。

（3）与维A酸类联合：维A酸类药物能够诱发表皮增生，增加胶原合成，同时拮抗外用激素引起的皮肤萎缩，又不影响其抗炎作用。如口服阿维A胶囊，联合卤米松乳膏治疗慢性湿疹，阿维A能使肥厚的皮损提前变薄，增加卤米松乳膏的疗效，缩短疗程。

根据临床观察，目前"激素+"治疗湿疹效果很突出。对于慢性顽固性湿疹，不妨一试。

 湿疹外治应注意哪些问题？

湿疹的外治法较内治法而言，更安全、便捷，应用也更为广泛。

但是，应注意特殊人群，如婴幼儿、孕妇在选用外用药物时，尽量避免选用强效糖皮质激素；特殊部位如面部、黏膜部位的皮损，应尽量避免使用糖皮质激素，以免加重病情或诱发新的疾病。

湿疹外治的总原则为：皮损粗糙、肥厚，伴有脱屑的慢性湿疹患者，选用硬膏或软膏。亚急性湿疹，伴有少量渗出的患者则选用糊剂。急性湿疹伴有较多渗出患者，选用溶液进行湿敷。

 外用激素药有哪些副作用？

研究证实，对于正常皮肤，短期外用强效激素会导致皮肤屏障功能破坏、细胞结构松解、角质层破损等。主要表现为皮肤干燥、脱屑，并有明显的烧灼和痛痒感等。

在治疗慢性皮肤病时，长期外用激素药物，则可能会出现皮肤萎缩、变薄，毛细血管扩张，色素沉着，继发性感染等。

另外，发生在面部的皮损，如果长期外用激素，可出现皮肤萎缩、发红、痤疮样丘疹、口周皮炎、酒渣鼻样皮损等。

18 孩子耳部长了湿疹该怎么办?

唐寅是我的高中同学,后来因为当兵落户到了青海格尔木。昨天他通过微信和我联系,说最近两天他 2 岁的小孙女欣欣耳垂部位出现红疹、水肿、瘙痒、渗水,问我这是怎么回事,该咋办。

我详细询问了孩子的发病情况,并仔细看了他发的图片,认为孩子是得了"湿疹"。

我告诉唐寅,耳部是湿疹的好发部位之一。因为耳部形状特殊,这个部位湿疹的防治也有其特殊性。

防治耳部湿疹,首先要清除病因,可通过耳针筒灌洗的方法去除鳞屑和耵聍。此外,经常滴注含抗生素成分的激素制剂,或者外用含激素的溶液或霜剂,效果也很不错。

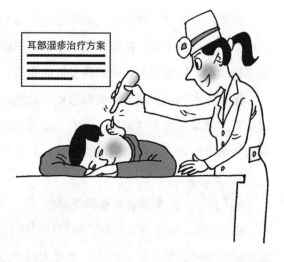

对于渗出明显的湿疹患者,可选用醋酸铝滴耳液局部外用,具有明显的效果。

最后,我提醒唐寅,尽快带欣欣到当地医院的皮肤科,在医生指导下进行治疗,不要自己胡乱给孩子用药。

19 既是湿疹,为何还要"保湿"?

乏脂性湿疹,是一种很有"个性"的湿疹类型。此病秋冬季节多发,常发生在老年人的小腿部位,或者少年儿童面部。乏脂性湿疹的发生主要是因为患者皮脂分泌减少,水分补充不足或过度流失。因此,润肤保湿是治疗此类湿疹的关键。

对于乏脂性湿疹，局部应用 10% 尿素洗剂或 5% 乳酸洗剂，具有很好的疗效。另外，12% 乳酸铵洗剂治疗乏脂性湿疹效果也很好。需要注意的是，不要直接将其涂在有皲裂的皮损部位，否则会有刺痛感。还有，如果局部出现红斑或者渗出，也不能使用乳酸增湿剂，以免刺激皮肤，令患者产生不适。

对于炎症性的湿疹皮损，外用激素软膏，效果也很好。

 如何治疗绣球风？

阴囊湿疹，俗称"绣球风"，是中老年男性多发的一种皮肤病。

对于阴囊湿疹，首先应减少对病变部位的强烈刺激，避免搔抓及用热水、肥皂烫洗，更不能滥用各种癣药水，以免造成局部红肿灼痛。对于这类患者，可以先用温水清洗阴囊，随后外涂地塞米松软膏，或去炎松（曲安西龙）软膏。最后，可以外敷一些痱子粉，以保持局部干燥。

如果皮肤有糜烂、渗出，则可用糠馏油糊剂或新霉素软膏等，以防止继发感染。同时，可口服氯苯那敏、维生素 C、维生素 B_2 等药物，以提高疗效。

另外，在发病期间应忌吃海鲜和辣椒等，多吃青菜水果等富含维生素的食物。

中医论治

中华文化历史悠久，中医文化源远流长。湿疹作为一种古老疾病、常见疾病，容易反复，瘙痒难忍，备受医患重视。历代医家治疗湿疹心得颇多，皮肤科医生欲对付湿疹这个家伙，家传绝学不能不用。

 根据中医辨证，湿疹分为哪些证型？

根据中医辨证理论，湿疹可以分为以下证型：

（1）湿热浸淫型：表现为皮肤潮红肿胀，糜烂，渗液较多，剧烈瘙痒，发展较快，皮疹泛发，大便干结，小便赤黄。舌红，苔白或黄，脉弦滑或滑数。

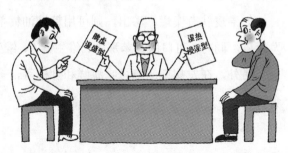

（2）脾虚湿盛型：表现为皮疹暗淡不红，渗液少而稀薄，皮损粗糙肥厚或兼有少量渗液，或可见抓痕、鳞屑。口渴不思饮，大便溏泄，舌质淡，舌体胖或有齿痕，苔白或腻，脉沉缓或滑。

（3）血虚风燥型：表现为皮疹浸润肥厚，角化皲裂或有抓痕血痂，色素沉着，伴剧烈瘙痒。舌淡、苔白，脉沉细或沉缓。

（4）风热型：表现为以红色丘疹为主，全身泛发，瘙痒剧烈，发展迅速，渗液不多。舌红、苔薄白或黄，脉浮数或弦数。

（5）湿热型：常见于婴幼儿，起病急，多发于面部，表现为米粒大小丘疹、水疱、糜烂及渗出，重者可泛发全身。舌红、苔黄或腻，脉滑数。

2 对湿疹患者该如何辨证施治?

根据中医辨证施治的原则，不同证型的湿疹治疗方案各不相同。

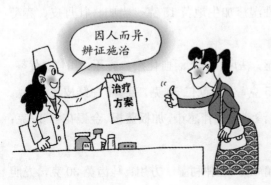

因人而异，辨证施治

治疗方案

（1）湿热浸淫型：宜清热利湿，凉血解毒，可用龙胆泻肝汤加减。方用：龙胆草10克，栀子12克，黄柏10克，萆薢12克，苍术12克，赤芍12克，生地黄12克，苦参10克，大黄9克（后下），木通10克。每日1剂，水煎分早、晚2次服。也可服龙胆泻肝丸、防风通圣丸。

（2）脾虚湿盛型：宜健脾燥湿，养血润肤，可用除湿胃苓汤加减。方用：苍术、厚朴、炒白术、陈皮、猪苓、炒枳壳、泽泻、炙甘草、炒黄柏、茯苓各适量。每日1剂，水煎分早、晚2次服。渗出明显者加萆薢、车前子；有热象、舌苔黄、脉滑者去苍术，加茵陈、滑石。也可服除湿丸。

（3）血虚风燥型：宜养血疏风，除湿润燥，可用四物消风散加减。方用：当归、川芎、柴胡、赤芍、生地黄、荆芥、防风、白鲜皮、蝉蜕、独活、薄荷、大枣各适量。每日1剂，水煎分早、晚2次服。湿盛加车前子、泽泻；痒甚加白蒺藜、苦参。

（4）风热型：宜祛风清热，可用凉血消风散加减。方用：生地黄、玄参、白芍、生石膏、知母、白茅根、牛蒡子、荆芥、防风、金银花、升麻、甘草各适量。每日1剂，水煎分早、晚2次服。

（5）湿热型：宜祛风泻火，可用消风导赤汤加减。方用：生地黄、猪苓、牛蒡子、白鲜皮、金银花、薄荷、木通、黄连、生甘草等，各适量。每日1剂，水煎分早、晚2次服。

3 湿疹常用验方有哪些?

湿疹是皮肤科常见病、多发病。在长期的临床实践中，医务人员总结出了许多经验方，有些效果还不错。

（1）苦参乌蛇汤：宜清热燥湿祛风。方用：苦参9克，乌梢蛇20克。婴儿减量2/3。每日1剂，水煎分早、晚2次服。急性湿疹加黄柏9克，龙胆草、苍术各6克，五倍子15克；慢性湿疹加生地黄15克，当归、牡丹皮、赤芍各9克。

（2）苍术苡仁汤：宜清热燥湿，祛风止痒，活血化瘀。方用：川芎、黄芩、白蒺藜、苍术、赤芍、生甘草各15克，生薏苡仁50克，苦参、白鲜皮各20克。每日1剂，水煎分早、晚2次服。渗液较多伴感染，加板蓝根、金银花各30克；有糜烂加紫草。

（3）马齿苋祛湿方：宜清热解毒，退肿利湿。方用：马齿苋30克，龙胆草、红花、生甘草各9克，黄柏、蛇床子、苦参、泽泻各15克，大黄6克。每日1剂，水煎分早、晚2次服。

（4）金银花汤：宜清热解毒，除湿散风。方用：金银花、菊花各60克，黄连、防风、蝉蜕、生甘草各9克，土茯苓30克，生薏苡仁15克。每日1剂，水煎分早、晚2次服。儿童用量酌减。

（5）银花茯苓汤：宜疏风解毒。方用：金银花、连翘各9克，土茯苓、当归、生薏苡仁各6克，生甘草3克，苍术4.5克。每日1剂，水煎分早、晚2次服。

（6）二妙散：宜清热利湿。方用：黄柏（炒）、苍术（米泔浸炒）各等量，生姜3片。每日1剂，水煎分、早晚2次服，用于治疗下肢及阴囊湿疹。此方加槟榔名"三妙散"，外用可用于治疗脐部湿疹。

（7）龙胆苦参方：龙胆草3～6克，苦参、黄柏各3～10克。每日1剂，水煎分早、晚2次服。用于治疗阴囊湿疹渗出明显者。

（8）地黄乌药汤：荆芥、防风各6克，生地黄、当归、乌药、刺蒺藜、白鲜皮各12克。每日1剂，水煎分早、晚2次服。皮疹密集成片，重用生地黄；体弱加黄芪；感染化脓，加黄芩、紫花地丁、蒲公英；婴幼儿烦躁不安，加僵蚕、蝉蜕、黄芩；老年血虚者，加熟地黄、党参、黄芪、紫草；便秘加大黄。

（9）湿疹1号：当归9克，生地黄8克，车前子、大腹皮、泽泻、木通、生甘草各10克，陈瓢30克。湿热并重加蒲公英、连翘、金银花各15～30克；

瘙痒有风加蝉蜕 3 ~ 6 克,牛蒡子、荆芥、防风各 10 克。每日 1 剂,水煎分早、晚 2 次服,1 周为 1 个疗程。

(10) 湿疹 2 号:土茯苓 60 克,莪术、川芎各 10 克,生甘草 6 克。每日 1 剂,水煎分早、晚 2 次服。渗出明显加黄连 4 克,金银花 12 克;干燥脱屑加地骨皮 10 克。

(11) 消风散:荆芥、防风、生地黄、牛蒡子、白鲜皮、苦参、苍术、大胡麻、知母、蝉蜕、生石膏、生甘草、木通,各适量。每日 1 剂,水煎分早、晚 2 次服。头部加藁本、白芷;上肢加羌活;下肢加独活、牛膝;躯干加柴胡、黄芩、陈皮。

(12) 加味真武汤:茯苓、白芍、生姜、附子各 9 克,白术 6 克,麻黄、连翘、赤小豆各 10 克。每日 1 剂,水煎分早、晚 2 次服。主治顽固性湿疹。

(13) 化湿解毒汤:金银花、滑石各 30 克,连翘、黄柏、白鲜皮、海桐皮各 15 克,黄芩 1 克。每日 1 剂,水煎分早、晚 2 次服。主治阴囊湿疹、肛周湿疹。

(14) 白金止痒汤:金银花 15 克,白鲜皮 15 克,绿豆衣 12 克,菊花 15 克,牡丹皮 12 克,陈皮 6 克,苍术 12 克,生甘草 6 克。每日 1 剂,水煎分早、晚 2 次服。

(15) 六虫解毒汤:全蝎 5 克,蜈蚣 3 条,蕲蛇 15 克,赤芍 15 克,地龙 15 克,僵蚕 10 克,蝉蜕 9 克,金银花 24 克,制何首乌 24 克,地骨皮 24 克,野菊花 24 克。每日 1 剂,水煎分早、晚 2 次服。药渣再煎洗患处。

(16) 婴儿湿疹方:黄连、黄芩、茯苓、麦芽各 5 克,生薏苡仁 10 克,炒鸡内金、陈皮各 3 克,连翘、山楂、莱菔子各 6 克,半夏 4 克。每日 1 剂,水煎分多次服。

(17) 其他:①忍冬藤 9 克,炒黄芩、蝉蜕、炒枳壳、陈皮各 2 克,僵蚕、白鲜皮各 6 克,炒白术、炒苍术、藿香各 5 克。每日 1 剂,水煎分多次服。②鲜马齿苋 30 ~ 60 克,每日 1 剂,水煎分多次服。主治急性湿疹。③车前子 15 克,黄柏 10 克。每日 1 剂,水煎分早、晚 2 次服。

4 湿疹有哪些外治方？

多年来，我国医务人员总结出了一些外治方，用于治疗湿疹，效果不错。

（1）三黄精：章丹、黄柏各9克，姜黄6克，滑石粉18克，孩儿茶4.5克，黄连、生甘草各3克，梅花片15克。上述诸药研末混匀，与蜂蜡1∶3混合外涂。

（2）黑风散：清热解毒燥湿，主治急性、亚急性湿疹。方用：苍术、黄柏、黄连、青黛各100克，滑石、枯矾各50克，樟脑20克，冰片10克。将苍术、黄柏、黄连焙干，研碎混匀，加入青黛，备用。用法：急性期先用苏木、防风、土茯苓、艾叶、地肤子各30克，苍术15克，加水煮沸后熏洗（每剂用3次），随后将药粉撒在皮损部位；亚急性期将药粉与麻油调和，敷患处。换药时则可先用上述药水清洗患处。

（3）三仙丹膏：清热解毒，软坚化瘀，杀虫止痒，主治慢性湿疹。方用：狼毒20克，枳壳750克，硫黄300克，冰片100克，白矾、生川乌、生草乌、防风各340克，烟叶90克，花椒、羌活各60克，南星120克，五倍子、楝根、桑白皮各500克，三仙丹灵药180克，米醋1 500克。制法：除冰片、灵药（火硝、枯矾、汞各30克，用升丹法取升药备用）外，余药加水2 500毫升，煮沸后小火煎3小时，滤除药渣，将药水与醋合煎，药液煎至1∶3，再入冰片和灵药，煎成稀糊状为度。

（4）苦参洗剂：清热燥湿解毒，主治阴囊湿疹。方用：苦参60克，黄柏、金银花各30克，蛇床子15克。水煎外用。

（5）青蛤散：主治阴囊湿疹。方用：青黛120克，蛤粉90克，生石膏粉60克，芦荟、黄连末、黄柏末各6克，冰片5克，共研末备用。先将患处洗净，取青蛤散30克，用纱布团成小块，搽涂患处，每日2～3次。治疗期间禁辛辣食物。

（6）龙骨黄柏方：主治阴囊湿疹。方用：煅龙骨、透骨草、黄柏、花椒、苍术、地骨皮、羌活各9克。水煎，先熏后洗，数次即愈。

（7）炉珠油：燥湿消肿，生肌解毒，主治湿疹。方用：炉甘石粉90克，朱砂、冰片各 30 克，滑石粉 500 克，蓖麻油 750 克。先将冰片和朱砂研细，再混入其他各药，用蓖麻油调匀即可。

（8）双侠胜湿方：清热燥湿，止痒消肿，主治急、慢性湿疹。方用：苦参、黑豆各 300 克，白鲜皮、大风子各 250 克，土槿皮、地肤子、苍术各 150 克，生葱 20 根，五倍子 100 克。水煎 2 次，合并药液搽洗患处。

（9）地肤五方煎：主治肛周湿疹。方用：地肤子、五方草、生大黄各 30 克，硫黄 10 克，明矾 5 克，白鲜皮 15 克。加水 1 500 毫升，煎煮熏洗。每日 2 次，10 次为 1 个疗程。

（10）苦参菊花方：主治肛周湿疹。方用：苦参 50 克，地肤子、蛇床子、白鲜皮各 30 克，花椒、黄柏、苍术、大黄、野菊花各 15 克，生甘草 10 克。加凉水 1 000 毫升，小火煎煮 15 分钟。先熏后洗，每日 2 次，浴罢拭干，敷滑石粉少量。

（11）石膏白及方：煅石膏 60 克，白及粉 30 克，密陀僧 20 克，轻粉 15 克，枯矾 9 克。共研细末，以麻油或凡士林调成 50% 软膏涂患处，如有脓水可用药粉撒患处。

（12）青黛黄柏散：主治急性湿疹、耳部湿疹、阴囊湿疹、婴儿湿疹等。方用：青黛 17 克，轻粉 15 克，黄柏 18 克，苍术 12 克，煅牡蛎、煅石膏各 30 克。各研细末，混合即成。患处渗出有水者，干粉撒之；无渗出者，麻油调涂。

（13）三黄青黛散：黄柏、大黄各 50 克（研粉），石膏 50 克（火煅），滑石 50 克（水飞），青黛、五倍子各 20 克，雄黄、密陀僧各 30 克，冰片 5 克。上药研极细末，加入氧化锌、轻粉、炉甘石各 10 克，混合过筛。治疗前患处先以 1∶5 000 的高锰酸钾溶液清洗拭干后，用蓖麻油调涂患处，每天 3～5 次，5 天为 1 个疗程。

（14）三白散：白芷、白及、白枯矾、黄柏、硫黄各 25 克。上药研末后，以麻油调成糊状，外涂患处。

（15）地榆煎剂：主治急性湿疹渗液较多者。方用：生地榆、马齿苋、黄柏各 20 克。煎水外洗。

（16）黄柏苦参方：主治慢性湿疹。方用：黄柏、苦参、蛇床子、摇竹香、九里光、生甘草，各适量。共煎汤待冷却后湿敷。

（17）公英菊花方：适用于急性湿疹渗出严重者。方用：蒲公英60克，野菊花15克。共煎汤待冷却后湿敷。

（18）文蛤散：文蛤100克，花椒50克，轻粉3克。将文蛤打成细块，炒至金黄，入花椒同炒至黑色，以起烟为度，入密封罐内封存。次日加入轻粉，共研细末，香油调搽。

（19）柴胡膏：清热利湿凉血，主治慢性湿疹皲裂和感染者。方用：柴胡30克，香仁2克，白菊花3克，连翘3克，生甘草3克，青黛30克。研末，凡士林拌成膏状，直接上药涂擦。

（20）婴儿湿疹外用方：

1方：硫黄、大风子仁、生杏仁各6克，樟脑12克，轻粉3克。共为细末，加猪油捣成糊状，用时涂患处。

2方：生大黄、川黄连、苦参、苍耳子各10克。渗液较多加枯矾，上药水煎滤液熏洗，每日3次。

3方：黄柏、苦参、苍术、滑石各15克，蝉蜕、防风、地肤子各9克。每日1剂，水煎洗患处。

4方：花椒5～10克，柳叶、青蒿、柚叶各10～40克，苦参10～30克，白鲜皮、地肤子各5～10克。每日1剂，水煎洗患处。

 怎样选用中成药治湿疹？

如果有些患者工作比较忙，也可以选用中成药治疗湿疹。

在湿疹急性期，红斑、发热明显的患者，可用连翘败毒丸。偏于红肿热痛者，选用皮肤病血毒丸。凡遇高温瘙痒加重者，选用消风止痒颗粒。兼感内外风邪者，可用防风通圣丸。在湿疹亚急性期，偏于胸闷咳白痰者，选用二陈丸。厌食、腹胀、不欲饮食，偏于乏力、气虚、便溏者，选用参苓白术丸。凡伴发偏食厌食者，可选用健脾丸。

在湿疹慢性期，皮肤干燥、粗糙、脱屑，伴剧烈瘙痒者，可选用湿毒清胶囊。老年湿疹兼有便秘者，使用润燥止痒胶囊。有肝肾不足表现者，可用知柏地黄丸。

另外，凡发生于乳房部位的湿疹可用加味逍遥丸，偏于腰部以下的选用二妙丸或四妙丸。

 何谓软膏涂擦法?

软膏涂擦法是目前最常用、最简单的一种外治方法。

软膏是将药物与某种基质混合制成的一种半固体制剂，可以用来治疗多种皮肤病，甚至内、外科疾病。

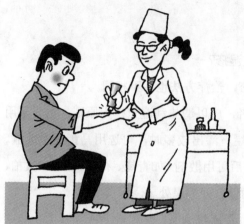

软膏涂擦法是将软膏直接涂擦在皮损部位或疾病相应的体表部位，通过药物经皮渗透，来发挥其保护、润滑和治疗的作用。这种方法适用于慢性皮肤病，具有鳞屑、皲裂、结节、苔藓样变等皮损的患者。

通常，外用软膏的药物成分主要是基于慢性湿疹"脾失健运或营血不足，风、湿、热邪逗留肌肤，久则阴血耗伤，血虚生风生燥，肌肤失养所致"的发病机制来选定，所用药物多以清热燥湿、解毒、祛风止痒、养血润燥为主。

 常用的中药软膏有哪些?

米粮川是我的学生，几年前，他大学毕业到当地的镇卫生院工作。

前几天，米粮川打电话给我，说当地湿疹患者很多，又都喜欢用中药，希望我能推荐一些外用的中药药膏给他。

我告诉米粮川，目前治疗湿疹的外用药有很多。常用的中药软膏包括冰黄肤乐软膏、青鹏软膏、蜈黛软膏等。这类药物常采用封包治疗，或者与其他中药疗法以及糖皮质激素联合治疗慢性湿疹，疗效很好，而且很少复发。

冰黄肤乐软膏具有清热解毒、泻火凉血、燥湿止痒等功效，适用于湿疹、神经性皮炎等皮肤病。青鹏软膏具有活血行血、清热解毒、熄风止痒等功效，适用于治疗亚急性湿疹（非渗出）、慢性湿疹等。蜈黛软膏具有清热除湿、祛风止痒之功效，适用于治疗湿疹、疥疮等瘙痒性皮肤病。

听了我的介绍，米粮川十分高兴。他表示，一定请示医院领导，尽快引进一些中药药膏。

 怎样用中药湿敷治急性湿疹？

根据中医辨证，不同类型的湿疹，治疗方法也各不相同。

对于急性湿疹表现为湿热浸淫者，应以清热利湿止痒为原则，主要采用中药湿敷和油剂外搽。在水疱、糜烂、渗出较多时，可选用马齿苋、地榆、龙葵、黄柏、苦参等煎汤冷湿敷。随后可用散剂（如青黛、石膏、滑石、黄柏、黄芩、寒水石等）加甘草油和植物油调，外擦患处。

在结痂较厚时，可选用黄连膏、青黛膏涂擦。

湿敷操作要点：操作前，首先应依据皮损部位，嘱患者取坐位或卧位，以充分暴露皮损。将敷料置于药液中浸透，稍挤拧至不滴水为度，湿敷于患处，每隔 20 ～ 30 分钟重复操作 1 次，每次持续 1 ～ 2 小时。

注意：敷料为多层消毒纱布或毛巾，厚度以 6 层纱布为宜。

 对亚急性湿疹如何进行中医外治？

根据湿疹的发病过程，湿疹可以分为三个阶段。其中亚急性湿疹介于急性湿疹和慢性湿疹之间，位置相对"比较尴尬"。

亚急性湿疹，根据中医辨证，多数属于脾虚湿蕴。因此，应以健脾除湿止痒为原则，选用中药洗剂和油剂。

在皮损以红斑、丘疹为主时，多采用三黄洗剂（黄芩、大黄、黄柏、苦参等）外擦。或者用苦参、黄柏、地肤子、荆芥等煎汤，待凉后外洗，每日 2 ～ 3 次。

也可选用青黛散，加甘草油或植物油调涂。

 慢性湿疹中医外治效果怎样?

常言说"内科不治喘，外科不治癣"。这"癣"指的就是皮肤病，其中就包括慢性湿疹。

不过，中医中药治疗慢性湿疹，效果还是很不错的。

根据中医辨证，慢性湿疹多表现为血虚风燥。因此，多数医生以养血润肤止痒为主，采用膏剂外涂或中药熏洗治疗此病。

膏剂可选用青黛膏、湿毒膏、润肌膏、10%～20%黑豆馏油软膏，涂擦患处。中药熏洗可选用蛇床子、威灵仙、紫草、当归、黄芩、黄柏等。

特殊疗法

湿疹是一种反复发作、顽固难治的皮肤病。在和湿疹长期"鏖战"的过程中，历代医家和当代的皮肤科精英潜心钻研、殚精竭虑，也炼出了一些"法宝"来对付它。

 何谓刺络拔罐?

> 五叔腿部长湿疹已经好多年了。在当地许多医院看过病，病情时好时坏。那天他来到市中医院，皮肤科医生建议他试试刺络拔罐。于是五叔立即打电话问我：什么叫刺络拔罐？能治湿疹吗？

刺络拔罐，这个名字听起来有点绕口。其实仔细想想也简单，就是点刺放血联合拔罐形成的一种治疗方法。

我告诉五叔，刺络拔罐，就是先用梅花针、三棱针快速点刺皮损局部，待有渗血之时，再将火罐迅速"拔"在刺血部位。如此反复多次，可治疗许多疾病，包括湿疹，据说效果还不错。

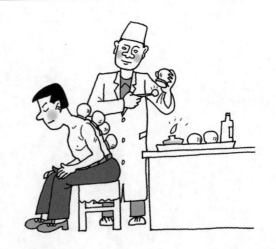

最后我提醒五叔，心力衰竭、恶性肿瘤、活动性肺结核、精神病患者、

出血性疾患、孕妇、急性传染病，以及年老体弱者，不能用刺络拔罐疗法。

五叔虽年过古稀，平时身体还好，但进行这样的治疗，还是要慎重。

 何谓穴位封闭疗法？

穴位封闭是一种传统的中医疗法，近年来在皮肤科被广泛应用。

穴位封闭是根据经络学说的原理，在选择的一定穴位上注射小剂量药物，通过针刺和药物作用，调整机体功能，以达到治疗疾病的目的。

常用药液有3%～5%当归液，3%～5%川芎液，维生素 B_1、维生素 B_{12} 注射液、胎盘注射液、抗组胺制剂等，适用于湿疹、荨麻疹等皮肤病。其方法是：将注射针头准确刺入选定的穴位，达到适当深度。随后可轻度提插，等患者有针感之后，再推入药物。推药速度可根据患者情况决定。每穴 0.3～0.5 毫升，每日或隔日 1 次，10 日为 1 个疗程。

 如何用穴位封闭疗法治疗湿疹？

穴位封闭可用来治疗多种皮肤病。其中，穴位封闭对于湿疹具有较好效果。这里介绍两种方法。

方法 1：取穴为足三里、曲池。用维生素 B_{12}（0.1 毫克）注射液，以 5 号齿科针头刺入穴位，在患者产生酸麻刺痛感之后，每穴注射入药液 1 毫升。每日 1 次，10 次为 1 个疗程。

方法 2：取穴为曲池、足三里、肺俞、三阴交、血海。每次选 2 穴，交替按顺序轮用。用 10 毫升注射器，先抽 2.5% 枸橼酸钠注射液 0.6 毫升，再抽患者自身静脉血液 6 毫升，立即摇匀，刺入穴位，在患者产生酸麻刺痛感之后注入药液。每周 1 次，5 次为 1 个疗程。

如何用穴位封闭疗法治疗阴囊湿疹?

> 欧阳锋是我多年前带教过的学生,大学毕业之后,他回到家乡的县医院工作。前几天,他介绍了一位得阴囊瘙痒的老人找我看病。我诊断为阴囊湿疹,并给患者进行了穴位封闭治疗。结果治疗了2次,老人瘙痒症状就明显减轻,其家人还送了锦旗给我表示感谢。欧阳锋打电话问我:什么叫穴位封闭?具体该怎样操作?

穴位封闭,是根据经络学说的原理,在选择的一定经穴上注射小剂量药物,通过针刺和药物作用,调整机体功能,以达到治疗疾病的目的。近年来,此种方法被应用治疗湿疹、荨麻疹等多种皮肤病,效果很不错。

对于阴囊湿疹患者,可选长强穴。用异丙嗪(12.5毫克)加维生素 B_1(50毫克),以5号齿科针头刺入穴位,在患者产生酸麻刺痛感之后,将药液全部注入长强穴。每3日1次,2次为1个疗程。

另外,也可以选箕门穴。用当归注射液,以10毫升注射器刺入穴位,在患者产生酸麻刺感之后,将药液注入。注射完毕后再艾灸15分钟。双侧箕门穴可交替选用。每日1～2次,20次为1个疗程。

欧阳锋听了我的介绍,连称"神奇",说过几天要来学习这项技术。

 何谓电针疗法?如何治疗湿疹?

近年来,医务工作者将现代科学与传统中医结合,治疗一些疑难疾病,取得了很好效果。其中,电针疗法就是现代科学与传统针灸疗法联合治疗疾病的一种有效手段。

首先,选取阿是穴(即皮损区),以酒精消毒皮损区域后,将毫针由皮损边缘刺入皮下组织。针的方向与皮面平行,针刺数目按每块皮损大小不同,用2～6根不等。然后接通电针仪,采用频率20次/分的疏密波,强度可逐渐增大,至患者感觉适度为止。

每次电针 20 分钟，每日或隔日 1 次，10 次为 1 个疗程，疗程间隔 3 ～ 5 天。采用此法治疗湿疹，具有很好疗效。

 如何用皮内针治疗湿疹？

皮内针，是一种具有中医特色的治疗方法，用于治疗湿疹，具有很好的效果。

（1）具体方法：①依据皮损部位，嘱患者取坐位或卧位，充分暴露皮损区域。治疗时可以"结节"为单位，进行常规消毒，治疗手法以辨证分型为依据。②选穴，主要为耳穴，包括风溪、肾上腺、对屏尖、肺、脾等。

（2）操作要点：先用 75% 酒精棉球消毒穴位，两手各持镊子，将消毒后的皮内针（揿针）分别刺入各穴中，再用 1 厘米 ×1 厘米的胶布固定，使之粘贴牢固。嘱患者每日得闲自行按压各针数次。严重者 3 日换贴 1 次，一般患者 5 天换贴 1 次。10 次为 1 个疗程。

 中药药浴有什么作用？

中药药浴，对于湿疹患者来说，是一种很受欢迎的治疗方法。

☺ 中药药浴具有清洁皮肤的作用，这样可以增加药物疗效，增强皮肤抗感染能力。例如，在局部用药或者进行光疗之前，彻底清洁皮肤，可以增加药物吸收和提高光疗效果。

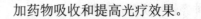

☺ 根据患者病情不同，可以选择不同的水温。36 ～ 37℃ 的水有镇静、止痒和安抚作用，38 ～ 40℃ 的水浴可以改善皮肤末梢循环，促进新陈代谢。

☺ 中药沐浴可以借助水温扩张皮肤血管，使药力能够穿透表皮层，渗入真皮和皮下组织，以促进皮肤的新陈代谢，达到消

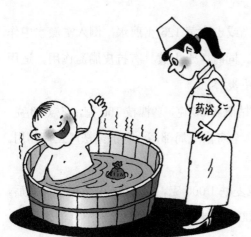

炎、止痒、去除红斑鳞屑的目的。

 湿疹患者应如何进行药浴?

采用药浴疗法治疗湿疹,具有很好效果,但是患者在治疗时还需注意一些问题。

☽ 在进行药浴时,要对洗浴工具进行严格消毒,以防止交叉性感染。

☽ 水温不能太高。水温太高会使炎症加剧、瘙痒明显,导致病情恶化。

☽ 沐浴时尽量不用或少用香皂、碱性皂、洗衣粉等。洗浴时不要过度搔抓或用浴巾用力搓擦。

☽ 老年人和心脑血管疾病患者药浴时应有人陪同或照顾。

☽ 患者在药浴治疗之后,尽量避免清水冲洗,以延长药物作用的时间。

 治疗湿疹可选哪些药浴药物?

治疗湿疹常见的、有效的药浴处方有以下几类:

(1)楮桃叶浴:楮桃叶250～500克,加水5 000～10 000克煎煮作全身浴,有润肤止痒作用。适用于湿疹、皮肤瘙痒症、神经性皮炎等。

(2)止痒药浴:蛇床子、苦参、花椒、艾叶各10克,明矾6克。加水1 500～2 000克,煎沸,待降到适宜温度,坐浴。用于肛周湿疹、外阴瘙痒、神经性皮炎等皮肤病。

(3)千里光或大黄药浴:千里光或土大黄125克煎水,倒入洗澡水中作全身浴,有止痒、抗菌、收敛作用。同时,土大黄具有抗皮脂溢作用。适用于各型湿疹、脂溢性皮炎、神经性皮炎等。

(4)地骨皮四味浴液:地骨皮、枯矾各30克,老槐枝150克;花椒10克。取水适量煎沸,待降至适宜温度,作全身浴或局部浴,有消炎祛风止痒作用。适用于各型湿疹、神经性皮炎等。

(5)糠浴或淀粉浴:用细稻糠或麦麸1 000克,装入布袋中,用水煎煮后,将水倒入洗澡水中。淀粉浴则用500克淀粉直接溶于洗澡水中,混匀即可。水温37～38℃,治疗15～20分钟。适用于湿疹、皮肤瘙痒症、红皮病等。

10 泡温泉对身体有什么好处?

随着我国国民经济的迅猛发展,人民生活水平明显提高,泡温泉成了一项很时尚的旅游、休闲、健身活动。

泡温泉,在医学上又称温泉疗法、矿泉浴,是指用含有矿物质的温泉水浸浴、冷浴、擦浴及淋浴来治疗疾病的一种方法。泡温泉可以舒缓筋骨,对湿疹、银屑病患者来说,具有很好的治疗作用。

温泉水的温度通常控制在 36 ～ 38℃,每次治疗 10 ～ 20 分钟。对于身体强壮、耐受性好的人,泉水温度可提升到 40 ～ 42℃,但通常仅用于治疗局部的皮损。

11 为什么泡温泉能治湿疹?

我小学时的班主任王老师,前一段时间全身出了许多皮疹,瘙痒剧烈,十分痛苦。他到县医院皮肤科就诊,医生认为他得了泛发性湿疹,给他开了一些药物,并建议他到附近的温泉进行"矿泉浴"。王老师问我:为什么泡温泉能治疗湿疹?

我告诉王老师,通常情况下,温泉水中含有大量的微量元素,沐浴时很容易被皮肤吸收,可以促进皮损的休整和疾病的康复。例如,温泉中都含有丰富的矿物质,特别是硫黄,可以软化角质,并且具有很强的抑菌、止痒作用;温泉中的碳酸钙可以改善体质,在一定程度上促进体力的恢复;含钠元素的碳酸水有漂白、软化肌肤的效果。

另外,泡温泉还可以扩张血管,改善局部血液循环,加速人体新陈代谢,促进炎症物质吸收,从而加快湿疹患者疾病的康复进程。

12 泡温泉时患者应注意哪些问题?

湿疹患者因为其特殊的发病过程,在泡温泉时应特别注意:

♡ 对于慢性湿疹，特别是泛发性湿疹患者，泡温泉可以去除鳞屑，促进血液循环，并具有镇静止痒作用。

♡ 急性期、亚急性期湿疹患者不适合泡温泉。因为进行期的患者，机体处于高度敏感状态，可由于洗浴水的冷热刺激而使皮损加重，也可因用力擦洗伤及表皮而发生同形反应。

♡ 温泉疗法作为皮肤病的一种辅助治疗手段，每周进行 1～2 次即可。

♡ 泡完温泉后再进行日光浴，随后涂抹相关药物，这样疗效会更好。

 何谓体针疗法？如何治疗湿疹？

体针疗法是中医针灸疗法的一种特殊类型。

首先，要找寻"湿疹点"。令患者背向光亮处，在湿疹部位仔细寻找出低于皮肤，灰色发亮，针头大、散在的小点，此即"湿疹点"。

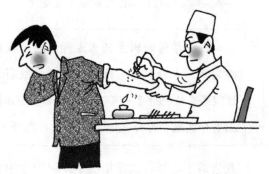

随后，用左手拇、食、中指捏提皮肤，右手持一寸长的毫针，直刺该点，进针七八分，小儿可浅刺，进针后提插二三下，快速出针不留针。每次可针 10～15 个湿疹点，每日或隔日 1 次。此法用来治疗湿疹，效果较好。

14 如何用耳针疗法治疗湿疹？

耳针疗法，是我国中医药学宝库中的瑰宝之一。根据经络学说，耳部与人体内的十二经络均有密切关系。在耳郭的一定部位针刺，可以治疗湿疹、银屑病、神经性皮炎等疾病。这种方法操作简便、适应证广，效果也很好。

耳针疗法的具体操作方法：用三棱针消毒后对准耳前、耳后、内分泌、皮质下等穴位速刺出血，隔日 1 次，10 次为 1 个疗程。另外，也可选肺、内分泌、睾丸、面颊区等穴位进行治疗。

15 如何用耳穴贴压治湿疹?

耳穴贴压属于耳穴疗法的范畴。根据湿疹的中医辨证分型,可选择不同的治疗方案。

方案1:取相应部位、肺、脾、肝、过敏区、肾上腺、内分泌等穴。患者取坐位,常规消毒,待皮肤晾干之后采用王不留行籽贴压,每次取双侧耳穴或两耳交替,3～5日一换,4次为1个疗程。用于治疗急性湿疹属于湿热浸淫型的患者。

方案2:取相应部位、肺、脾、过敏区、肾上腺、内分泌、大肠、膈等穴。患者取坐位,常规消毒,待皮肤晾干之后采用王不留行籽贴压,每次取双侧耳穴或两耳交替,3～5日一换,4～6次为1个疗程。此法适用于亚急性湿疹属于脾虚湿盛型的患者。

方案3:取相应部位、肺、心、过敏区、肾上腺、内分泌、神门、膈、枕等穴。患者取坐位,常规消毒,待皮肤晾干之后采用王不留行籽贴压,每次取双侧耳穴或两耳交替,3～5日一换,4～6次为1个疗程。此法适用于慢性湿疹属于血虚风燥型的患者。

16 如何用敷脐疗法治急性湿疹?

敷脐疗法是脐部疗法的一种常见类型。

对于急性湿疹,表现为湿热浸淫型的患者,可选用桃仁、薄荷、蛇床子、荆芥、栀子各10克,樟脑2克,将药物洗净、风干,粉碎备用。取10克中药粉,用消毒纱布包扎,贴于局部消毒后的神阙穴,胶布封包四周固定。每天换药1次,7日为1个疗程。有剧烈瘙痒者,可用氯苯那敏5片(每片4毫克),碾碎加入中药粉内。

也可以选用苦参、黄连、黄柏、荆芥、防风、马齿苋、金银花、地骨皮、白矾等量研末,用麻油调成糊状。敷于脐部,外用纱布固定,每日换药1次,7日为1个疗程。

怎样通过敷脐治疗亚急性湿疹？

通过在脐部放置药物来治病的方法叫敷脐疗法。对于亚急性湿疹，表现为脾虚湿盛型者，应用此法效果不错。

可选用生地黄 15 克，牡丹皮 15 克，牛蒡子 10 克，白鲜皮 10 克，金银花 10 克，薄荷 10 克，白木通 10 克，黄连 30 克，白术 10 克，茯苓 10 克，苦参 10 克，甘草 30 克，荆芥 6 克，肉桂 6 克。将其碾成粉末，过 120 目筛，治疗时将 3 克药粉填平脐窝，外用无菌敷料覆盖脐部，每日 1 次，每次 6～8小时，然后用温水洗净脐部，7 次为 1 个疗程。

 慢性湿疹能用敷脐治疗吗？

根据中医辨证，慢性湿疹多属于血虚风燥型，使用敷脐疗法，效果也比较好。

首先选用何首乌、胡麻、苦参、威灵仙、刺蒺藜、荆芥、牛蒡子、蔓荆子、生甘草各 10 克，菊花 5 克。将以上中药混合碾成细末，过 80 目筛即得。

在敷脐时，将药粉放入洁净的容器，用蜂蜜调匀成糊状。每天临睡前取药膏 5 克敷脐，晨起取下，7 天为 1 个疗程。

饮食疗法

湿疹的发病过程通常是很漫长的，湿疹患者需要和疾病进行长期斗争。合理饮食既是新陈代谢、维持生存之必需，同时也是预防湿疹加重的一个重要措施。

 为什么湿疹患者需要进行饮食治疗？

湿疹是一种很常见的皮肤病，此病容易反复发作，其病程通常十分漫长。并且饮食因素在湿疹的发生、发展以及转归方面发挥着重要作用。

湿疹的发病与食物有关。一方面，有些食物可以作为致敏原直接导致湿疹的发生，如蘑菇、鱿鱼、牛奶、昆虫等。有些食物则可能令湿疹患者病情加重，如辣椒、白酒、羊肉、鱼虾等。另一方面，一些食物对于湿疹的康复是有所帮助的，如丝瓜、番茄、绿豆、苹果等。

另外，合理的饮食对于维持患者正常的新陈代谢、保持较高的生活品质、较强的抗病能力是必不可少的。合理的饮食可以让患者有足够的体能去维持正常的生活，去战胜疾病。

 湿疹患者选用哪些食物更好一些？

有天晚上，我突然接到表叔从家中打来的电话。最近他的双侧小腿出现许多红斑、丘疹，痒得厉害。到县医院皮肤科去诊治，医生说他得了湿疹，给他开了一些药，并提醒他"尽量不吃辛辣刺激性食物"。表叔问我：湿疹患者选哪些食物会更好一些？

我告诉表叔，湿疹是一种慢性疾病，食物的选择对于疾病康复十分重要。一些食材对于湿疹患者是有益的：

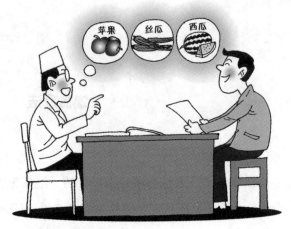

☺ 高维生素类食物。如苹果、梨、大枣、白菜、菠菜、丝瓜、黄瓜、西瓜、冬瓜、番茄、绿豆、薏苡仁等。

☺ 高蛋白食物。如鸡蛋、牛奶、大豆、瘦猪肉等。

☺ 高矿物质食物。如板栗、松子、花生、海带、山药等。

☺ 含粗纤维的食品。如大麦、玉米、燕麦、芹菜、竹笋、甘蔗、藕等。

最后，我提醒表叔，先在当地医院治疗一段时间，之后有必要的话，可以来郑州看一下。

3 为什么湿疹患者要选用绿豆和白扁豆？

营养科的周主任是省内知名的营养学专家。前几天她来皮肤科会诊，给一名湿疹患者推荐了两种食材：绿豆和白扁豆。

周主任认为，绿豆味甘，性凉，有清热、祛暑、利水、解毒的作用。古代医家认为它具有清热利水解毒的功效，可以治丹毒、风疹、痘毒、痈肿等皮肤病。急性湿疹患者食用绿豆，具有清热祛湿的作用。

白扁豆味甘，性平，亦药亦食，能补脾胃、化湿热。湿疹患者食用，有药疗食疗之效，有药补食补之功。《药品化义》载，扁豆味甘平而不甜，气清香而不窜，性温和而色微黄，与脾脏性状最合。皮肤湿疹患者常食白扁豆可脾健运而湿热除，有利于治好湿疹顽症。

4 食用瓠子和冬瓜对湿疹患者有什么好处？

瓠子和冬瓜有清利水湿的作用，多食对湿疹患者有好处。

（1）瓠子：味甘，性寒，能清热利水湿。有中医古籍记载其能治疮毒，皮肤湿疹属疮毒之病，食用瓠子清利湿热，则湿疹可愈。《滇南本草》记载，治诸疮脓血流溃，瓠子用荞面包好，以火烧焦，去面为末，服之。这与顽固性湿疹伴发感染的情形类似。瓠子最简单有效的食法是煎汤服用。

（2）冬瓜：味甘淡，性凉，有利水和清热的作用。《本草从新》说它能利湿祛风，故对急性湿疹患者有益。

 湿疹患者应禁忌哪些食物？

有些食物可能导致湿疹发生，或病情加重，应该避免食用。

（1）高糖食物：人体摄入高糖食品之后，机体的新陈代谢加快，机体敏感性增加，皮脂分泌增多，这样可能使湿疹加重。因此湿疹患者要忌食高糖食物，如白糖、冰糖、红糖、葡萄糖、巧克力、冰淇淋等。

（2）致敏食物：如鱼、虾、蟹、羊肉、鸡、鸭、鹅、花粉等，都属于常见的致敏食物。这些食物很有可能导致湿疹复发，或者病情加重。因此，湿疹患者应该限制食用。

（3）辛辣刺激食物：如葱、大蒜、生姜、辣椒、花椒、香菜等辛辣刺激性食物，有耗阴助阳作用。这些食物可能对湿疹患者造成刺激，导致病情加重，因此，应该避免食用。

（4）发湿、动血、动气食物：中医认为，对湿疹患者来说，应该要忌吃发湿的食物，如竹笋、芋头、牛肉、葱、姜、蒜等；动血的食物，如慈姑、胡椒等；动气的食物，如羊肉、莲子、芡实等。这些食物会导致湿疹加重，湿疹患者忌食。

 湿疹患者选择哪些药膳比较好？

所谓药膳，就是一些具有特定治疗作用或药理效果的食材或菜肴。选择合适的药膳，能促进某些特定疾病的康复。例如湿疹患者，选择以下几种药膳就比较好。

（1）茯苓乌龟汤：茯苓 30 克，乌龟 1 只，一起炖烂。每日 1 次，连服 1 周，此方适合脾虚型湿疹患者。

（2）赤小豆粉葛鲮鱼汤：赤小豆 100 克，粉葛根 750 克，陈皮 14 个，鲮鱼 400 克，生姜 3 片。赤小豆、陈皮分别洗净，陈皮去瓤，粉葛根削皮洗净切块，鲮鱼洗净去脏杂小火煎至微黄。然后与生姜一起放进瓦煲内，加入清水 2 500 毫升（约 10 碗量），大火煲沸后，改为小火煲 2 小时，调入适量食盐便可。功效为清热下火，祛湿润燥。

（3）海带鱼腥绿豆汤：绿豆 30 克，海带 20 克，鱼腥草 15 克，白糖适量。适用于急性湿疹。将海带、鱼腥草洗净，同绿豆煮熟。喝汤，吃海带和绿豆。每天 1 剂，连服 6 ～ 7 天。

（4）三色鲜菜羹：新鲜白菜、卷心菜、胡萝卜各适量，洗净切碎，倒入煮开的水中，煎约 15 分钟。取出，捣泥加盐腌制；或按 2 碗菜 1 碗水的比例，先煮开水后加菜，5 分钟即可食用。可加适量蜂蜜。主治婴儿湿疹。

 为什么食用丝瓜能治疗湿疹?

根据中医古籍记载，湿疹患者宜常食丝瓜，有清热凉血、祛湿解毒的功效。丝瓜中富含维生素 B_2，有维护皮肤健康的作用；所含维生素 B_6，则有助于加速皮损恢复，缓解湿疹症状。

丝瓜茶汤可用于治疗湿疹。其做法也很简单。选丝瓜 150 克、茶叶 3.5 克、葱半根，水 350 毫升。将丝瓜去皮，切成 1 厘米的薄片；葱洗净切段。锅中加水，放入丝瓜、葱段，以大火煮开，转小火煮至丝瓜熟软，放入茶叶浸泡至入味即可。吃瓜喝汤，日服 1 次，至症状改善。

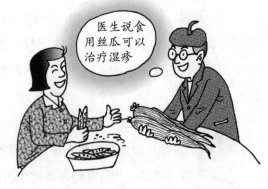

医生说食用丝瓜可以治疗湿疹

湿疹患者喝什么粥好?

俗语说"何以解忧,唯有喝粥",得了湿疹,喝一些粥,也是很不错的选择。

(1)绿豆海带粥:绿豆30克,水发海带50克,红糖适量,糯米适量。水煮绿豆、糯米成粥,调入切碎的海带末,再煮3分钟加入红糖即可。夏季尤宜。

(2)荷叶粥:具有清暑热、利水湿的作用。取粳米30克,加水适量,加热至粥熟;取清洁鲜荷叶1张,覆于粥上,小火煮片刻,最后揭去荷叶,调匀即可食用。

(3)薏苡仁粥:有清热、利湿、健脾的功效。生薏苡仁50克,煮粥。至生薏苡仁熟后,加淀粉适量,再煮片刻。随后,加入白糖或者桂花少量调匀,即可食用。

(4)冬瓜苡仁粥:冬瓜30克,生薏苡仁50克,煮粥食用,适用于亚急性湿疹属于脾虚湿盛的患者。

(5)苡仁红豆煎:生薏苡仁30克,红小豆15克,加水同煮至豆烂,加适量白糖,早晚分服。适用于急性及亚急性湿疹患者。

(6)茅根苡仁粥:有清热凉血、除湿利尿的作用,可用于急性湿疹属于湿热蕴结的患者。选鲜茅根30克,生薏苡仁300克。先煮白茅根20分钟后去渣留汁,加生薏苡仁煮成粥。

(7)绿豆百合苡仁汤:具有清热解毒、健脾除湿的作用,主治湿疹脾虚湿盛型。取绿豆30克,百合30克,生薏苡仁15克,芡实15克,怀山药15克,一起下锅,加水适量,烂熟后,加冰糖适量即成。每日分2次服完,连服数日。

(8)海带苡仁冬瓜汤:具有健脾祛湿、清热祛痘的作用,主治夏季急性湿疹。取海带50克,生薏苡仁25克,冬瓜500克。先将海带漂洗干净,生薏苡仁洗净后用清水浸泡1小时备用,冬瓜去皮、切块。再将三者一起放进瓦煲内,加入适量清水,大火滚沸后,改为小火煲约1小时,调入适量食盐即可食用。

(9)苡仁荸荠汤:生薏苡仁5克,荸荠10枚去皮切片,加水煮服,每日

1 次，连服 10 天，就可以缓解湿疹症状。

（10）车前瓜皮苡仁汤：主治阴囊湿疹。冬瓜皮 30 克，生薏苡仁 30 克，车前草 30 克，一同煮汤。

（11）芡实苡仁茶：具有健脾补肾、利水消肿的作用，适用于成人湿疹。芡实、生薏苡仁、赤小豆各 5 克。生薏苡仁炒至微微发黄，将芡实、生薏苡仁、赤小豆冷水浸泡半小时，一起加水煮 1 小时，早晚饮用 1 次。若湿疹患者同时有口干口苦、舌苔发红、尿少尿痛症状，可在食材中添加马齿苋、淡竹叶、槐米、绿茶各 2 克。

 治疗湿疹可选哪些汤羹方?

治疗湿疹也可以选择一些汤羹方。

（1）龙井茶：龙井茶 6 克，沸水泡至 50 毫升，加糖少许。每日分次喂服，连喂 1～2 周，主治婴儿湿疹。

（2）鲜芦根汁：鲜芦根 100 克挤汁，每日数次喂服，连喂 1 周左右。主治婴儿湿疹。

（3）双豆汤：绿豆 30 克，赤小豆 30 克。先煮绿豆、赤小豆，待豆熟皮脱之后加入冰糖。具有清热利湿的作用，适用于湿疹。

（4）双汁饮：冬瓜 500 克（去皮、瓤），西瓜 500 克（去皮、子）。以水 3 碗煮冬瓜（切条）至水 1 碗，去渣待凉。再将西瓜肉包裹绞汁，加入冬瓜汁内冷饮之。每日 1 剂，连服 1 周。具有清热除湿的作用，主治湿疹。

（5）木棉花糖水：木棉花 50 克，加清水 2 碗半，加白糖适量，煎至 1 碗，去渣饮用。有清热利湿的作用，主治湿疹。

（6）绿豆甘草汤：绿豆 60 克、甘草 5 克煮汤，吃绿豆及汤，小儿量减半。

（7）黄瓜煎：黄瓜皮 30 克，加水煎煮沸 3 分钟，加糖适量，每日 3 次，分服。

10 湿疹患者为什么不宜进食鱼虾及羊肉？

有一天，我在皮肤科坐门诊。在诊治了一位湿疹患者之后，实习学生小杨问我："为什么您要叮嘱患者不吃鱼虾和羊肉？"

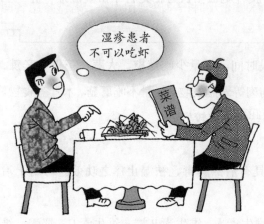

我告诉小杨，像鱼虾、螃蟹、鱿鱼、带鱼等食物，含有组胺类物质，能够使湿疹、荨麻疹以及瘙痒性疾病发作或加重。因此，过敏性疾病、瘙痒性疾病患者应注意控制食用这些食物。

至于羊肉、狗肉等畜禽肉类，是人们喜爱的美味佳肴，因为其具有温热、滋补作用，是冬季进补的佳品。但是因为其性热，有发散作用，所以，发热性疾病、过敏性疾病，以及痤疮、脂溢性皮炎等内分泌疾病患者避免食用。在很多疾病的急性发作期，应谨慎食用。

11 湿疹患者须对辣椒、花椒"敬而远之"，此话当真？

辣椒、花椒、大葱、大蒜、胡椒等辛辣调料，在中国人的食谱中占有很重要的位置。但是，如果得了湿疹，就要避免用这些食物。

这些辛辣调料均含有一些刺激性物质，如辣椒素、大蒜素等，具有很强的神经兴奋作用。此类物质很可能诱发过敏性疾病、瘙痒性疾病、发热性疾病，或者使患者原有病情加重。因此，湿疹患者最好对这些食物"敬而远之"。

12 阴囊湿疹患者选哪些食物比较好?

邻居贾大伯得了一种怪病。在阴囊部位出现红疹,皮肤粗糙,剧烈瘙痒,尤其是夜深人静之时,更是痛苦难耐。于是,贾大伯来到附近的一家医院就诊。皮肤科赵医生认为他是得了阴囊湿疹,并开了一些药物。

医生提醒贾大伯,最近一段时间,尽量少吃辣椒、大蒜、花椒等辛辣、刺激性食物,少吃鱼虾、羊肉、狗肉等荤腥发物,尽量不吃蘑菇、木耳等食物。贾大伯问医生,那湿疹患者选哪些食物比较好?

医生推荐了三种食物:

♡ 苦瓜。苦瓜内含奎宁,具有清热解毒、祛湿止痒之功效。可用于治疗湿疹、疖疮、痱子等病症。

♡ 番茄。番茄内含丰富的维生素 A、维生素 B 族、维生素 C、烟酸、维生素 E 等物质,具有生津止咳、健胃消食、凉血平肝、清热等功效。可用于湿热浸淫引起的急性、亚急性湿疹。

♡ 韭菜。韭菜内含胡萝卜素、维生素 B 族、维生素 C,以及钙、磷、铁、蛋白质、纤维素等物质。对慢性湿疹具有治疗作用。

最后医生告诉贾大伯,他年近古稀,阴囊部位出现湿疹,多与阳气虚弱有关。韭菜俗名壮阳草,属于补阳药物,多吃一些韭菜,有利于湿疹的康复。

13 老年湿疹患者如何安度盛夏?

在潮湿闷热的夏季,患湿疹的老人可用以下的配方调养,预防湿疹发作,安度盛夏。

♡ 鲜马齿苋 250 克,洗净,煮汤或煮粥食用,或洗净凉拌食用。有清热解毒消肿的功效。

♡ 玉米须 15 克,加水煮 20 分钟,去渣,直接代茶饮,或加生薏苡仁 30 克,煮烂连汤食用。有利水渗湿健脾的功效。

☺ 绿豆 30 克，生薏苡仁 20 克，煮烂连汤食用。有清热解毒、利水渗湿的功效。

☺ 苦瓜 250 克，洗净切片，用开水焯一下，凉拌食用。有清心火、除邪热的功效。

☺ 冬瓜适量，去皮切块做汤，连汤食用。有清热利水消肿的功效。

 为什么湿疹患者不适合吃蘑菇?

那天，贾大伯因患阴囊湿疹，到附近医院的皮肤科就诊。赵医生提醒贾大伯，除了尽量少吃辛辣、刺激性食物和荤腥发物外，还尽量不吃蘑菇、木耳等食物。

看到贾大伯有些茫然，赵医生进一步介绍，蘑菇、木耳、猴头菌等，因含有某些特殊蛋白质和刺激性物质，可能会引起过敏反应，或使过敏性疾病加重。湿疹属于过敏性疾病，因此湿疹患者应避免或少用这些食品。

另外，像杨梅、榴梿、荔枝、莲雾等南方水果，因含有北方人较少接触的生物因子和化学成分，有可能触发湿疹，或导致湿疹加重，湿疹患者也要尽量避免食用。

预防和护理

湿疹属于慢性疾病，病因复杂，表现变化多端，容易反复发作。对付湿疹，不仅仅需要动"真刀真枪"，还需要铸就防护的"铠甲"。简言之，湿疹的预防和护理也很重要。

 如何对湿疹患者进行随访？

湿疹是一种很常见的皮肤病。其病因复杂，表现多样，容易反复发作。因此，在诊疗过程当中，患者需要定期进行复诊，医务人员也需要定期对患者进行随访。

急性湿疹患者最好在治疗后 1 周内复诊，亚急性湿疹患者需要在治疗之后 1～2 周复诊，慢性患者则需要在治疗之后 2～4 周复诊 1 次。在患者来复诊的时候，医生需要评价药物的治疗效果、病情变化，决定是否需进一步检查以及评价患者的依从性等。

对于病情复杂的湿疹患者，医生应登记患者的联系方式，定期询问患者的康复情况，提醒患者按时复诊。

 湿疹反复发作是何缘故？

对于反复发作、经久不愈的湿疹病例，要注意分析其原因。常见的原因有：

（1）刺激性因素：由于皮肤屏障功能破坏，某些在正常情况下并无刺激性的物质可以成为刺激原，特别是治疗中某些药物也可能成为刺激原。

（2）接触致敏物质：在家中或在工作、娱乐过程中，反复接触某些致敏物质，即过敏原。

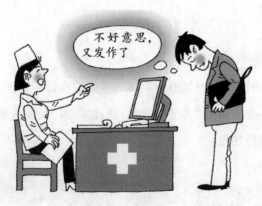

（3）出现交叉过敏：对青霉素过敏的患者，也可能对头孢类药物过敏。对香蕉过敏的人，也有可能对食物中的明胶发生过敏反应。

（4）继发性感染：皮肤屏障功能破坏以及糖皮质激素的使用，可能降低机体抗病能力，导致继发性细菌或真菌感染。

（5）不利因素：长期日晒、炎热气候、持续出汗、寒冷干燥等均可导致患者病情加重。

（6）全身因素：例如，糖尿病患者容易出现瘙痒、继发性皮肤感染等。

 预防湿疹可采取哪些措施？

湿疹是一种很常见的皮肤病。此病容易反复发作，瘙痒剧烈，给患者带来很大的痛苦。预防湿疹，可采取下列措施。

☾ 避免各种外界刺激，如用热水、肥皂烫洗，搔抓，日晒等。

☾ 生活要规律，注意劳逸结合。

☾ 穿棉质衣服，棉质的衣服比较柔软，不会引起皮肤瘙痒。避免贴身穿化纤质地的衣物，以免刺激皮肤引起瘙痒症状。

☾ 洗衣服时，应将衣物上的洗衣粉、洗衣液等冲洗干净。

☾ 避免食用刺激性食物，如葱、姜、蒜、浓茶、咖啡、酒类等。

☾ 避免使用止汗剂，因为止汗剂所含的活性成分对皮肤具有刺激性。

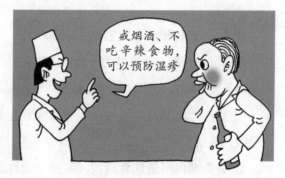

☾ 避免使用刺激性较强

的药物，慎用糖皮质激素类药物。

 孕妇应如何预防湿疹？

怀孕时期是女性一生的特殊时期。此时期既有对美好生活的憧憬和向往，也是孕妇身体虚弱、容易罹患各类疾病的"多事之秋"。在此期间，女性需要特别注意预防湿疹发生或原有病情加重。

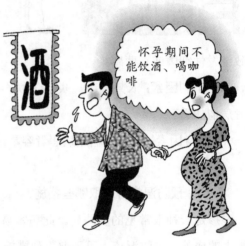

☺ 在怀孕早期一定要到医院检查过敏原，在怀孕期间尽量避免接触那些可疑的致敏物质。

☺ 应减少对湿疹皮损刺激。如果患上了湿疹，要尽量避免用手搔抓，不要用肥皂及热水烫洗。

☺ 忌食海鲜以及辛辣刺激性食物。孕期不要饮酒、喝浓茶或咖啡，不吃辛辣菜肴和其他一些刺激性食物。

☺ 保持居住环境通风干燥。避免居处潮湿导致湿疹加重。

☺ 要经常换衣洗澡，保证个人卫生，避免发生继发性的细菌或真菌感染。

另外，孕期患上了湿疹，需要在医生的指导下用药，避免对自身及胎儿造成不良影响。

 如何预防小宝宝发生湿疹？

婴儿湿疹，是一种常见的过敏性皮肤病。因为小宝宝体质弱，免疫力低，因此对于婴儿湿疹，预防更为重要。

☺ 坚持母乳喂养。因为母乳中的营养元素相对较高，而且更容易被宝宝吸收，能明显降低宝宝患湿疹的概率。

☺ 哺乳期内尽量饮食清淡。某些刺激性强的食物进入母体后，可通过乳汁对宝宝产生影响。因此哺乳期的妈妈要注意自己的饮食。

❀ 避免衣物对宝宝皮肤的刺激。婴儿衣物要勤换洗，材质要柔软，且要避免使用刺激性较大的洗衣剂，以免对宝宝皮肤造成伤害。

❀ 保持皮损部位干爽洁净。如出现湿疹，可使用少量爽身粉，来保持皮损部位清爽。清洗的时候也要使用温水，水温过高过低，都可能导致湿疹加重。

 如何预防肛周湿疹发生？

肛周湿疹是中老年人多发的一种疾病，发生在隐私部位，通常瘙痒难忍，给患者造成很大痛苦。预防肛周湿疹，应注意以下问题：

❀ 少吃辣椒、花椒、胡椒，以及白酒、咖啡等辛辣刺激性食物。

❀ 定期用温水清洗，保持肛门部位清洁、干燥。

❀ 化纤成分容易刺激皮肤，因此，内衣要选柔软棉质布料。

❀ 禁用肥皂、热水烫洗，禁用刺激性药物熏洗，以免加重病情。

❀ 积极治疗扁桃体炎、龋齿等慢性疾病，预防腹泻或便秘等病症发生。

❀ 在用药过程中，如出现局部红斑、瘙痒等疑似过敏性症状时，应立即停药。

 哪些因素能诱发女阴湿疹？

女阴湿疹是女性多发的一种皮肤病。一些不良习惯可能诱发女阴湿疹，或使其加重。

（1）用沐浴液清洁阴部：女性阴道内是弱酸性环境，能抑制细菌生长。如果用沐浴液清洁阴部，很有可能改变阴道内的酸性环境，增加细菌感染机会。

（2）穿紧身裤：穿紧身裤会使局部毛细血管受压，从而影响血液循环，容易造成会阴部充血水肿，导致湿疹发生。

（3）吃油炸食品：经常进食油炸、高脂食物，会导致女性皮脂分泌增多，皮肤油腻，同时毛细血管扩张，增加皮肤的敏感性，导致女阴湿疹发生。

老年人如何预防湿疹?

湿疹是老年人多发的一种疾病。要预防湿疹发生或加重，应注意下列问题。

◎ 要控制住自己的手，皮疹瘙痒时外涂药物或用药液湿敷，千万不能搔抓。搔抓会导致皮疹加重，甚至继发感染。

◎ 在饮食方面，应该戒烟酒、不要吃辛辣刺激食物及鱼、虾、蟹、羊肉、鲜蘑菇等。

◎ 居住环境以简洁、自然为原则。新装修房间的气味、新家具的气味、鲜花的香味、杀虫剂、香水、空气清新剂等散发在空气中，患者吸入后可能加重病情，都应该避免。

◎ 衣着方面，患者贴身的衣物、被褥最好选用丝质、纯棉的。化纤、皮毛制品、羽绒均对皮肤有刺激性，应该避免使用。

特别提醒：老年人在湿疹急性期暂时不要洗澡，病情缓解后也不能用热水烫洗。因为烫洗也是一种刺激，会使皮损加重。老年人洗澡不可过于频繁，每周 1 次即可，以免洗去过多油脂，发生乏脂性湿疹。

 怎样预防外耳湿疹?

耳部是湿疹好发部位之一。多数外耳湿疹的发生与过敏因素、细菌感染有关。要预防外耳湿疹的发生，要注意下列问题。

◎ 要养成定期修剪指甲和勤洗手的好习惯，防止过敏原通过手接触到皮肤，或者因为反复搔抓使原有湿疹加重。

◎ 在饮食方面，应注意补充新鲜的蔬菜水果，辅之以大豆类高纤维食品，限制烟酒及辛辣刺激性食物。

◎ 要注意劳逸结合，作息要规律，避免内分泌功能、免疫功能失调。

◎ 注意锻炼身体，养成运动习惯，提高自身的身体素质，增强抗病能力。

另外，衣物、被褥要常洗常换常晒，房间要通风透光，保持干燥整洁，防止细菌、真菌或螨虫滋生。

10 预防慢性湿疹有哪些"招数"？

湿疹是一种常见的皮肤病，容易反复发作，转化为亚急性或慢性湿疹。因此对于湿疹来说，预防十分重要。

（1）合理饮食：多吃新鲜的蔬菜水果，如葡萄、番茄等。少吃含人工添加剂的食品，不要将方便面、火腿肠等作为正餐。少吃过于油腻或是辛辣刺激性食物。

（2）避免反复搔抓及热水烫洗：反复搔抓可以导致皮损加重，病情恶化，瘙痒更加剧烈。虽然热水烫洗可以使患部暂时得到舒缓，但高温可导致皮肤血管扩张，致使红斑皮损加重。

（3）穿棉质衣服：化纤布料的衣服质地粗糙、坚硬，容易对皮肤造成刺激。因此，应选择质地柔软的棉质布料。

（4）避免急剧的温度改变：从热气腾腾的室内到寒气逼人的户外，或者从冷气房中进入热水浴，剧烈的温差让皮肤难以适应，很容易导致湿疹加重。

（5）注意保湿：在秋冬季节气候干燥时，应注意保暖、保湿。冬天室内使用暖气时，可以考虑安装一个加湿器。

（6）多用水冲洗衣物：洗衣服时，要注意避免洗涤剂、漂白剂、柔顺剂等在衣物上残留。

11 手部湿疹该怎么防？

手是重要的劳动工具，手是与外界环境接触较多且容易受到伤害的部位，因此手部湿疹治疗很难，重在预防。

（1）少接触刺激物：家务最好集中一起做；多用洗衣机、洗碗机等自动化设备；少用肥皂等碱性清洁用品；温水洗手，避免冷、热因素刺激皮肤。洗手时要冲洗干净，避免指缝里污垢或清洁剂残留。

（2）经常使用手套：要养成戴手套做事的习惯。做碰水的家务时，要戴两层手套，内层为吸汗的棉质手套，外层为防水的塑料手套。

（3）尽量减少摩擦：在皮肤干燥的情况下，摩擦容易使皮肤破损及加重病情，所以要避免扭干衣服、毛巾等动作。触摸报纸、粉笔也会使皮肤失掉油分及水分，干燥的纸还会割伤皮肤，这些都会造成湿疹的恶化。

（4）早发现早治疗：手部皮肤容易受到外界物质刺激。如水、肥皂、洗衣粉、洗洁精、衣领净、漂白粉、洗发精等各类清洁用品，以及汽油、酒精、有机溶剂、油漆、地板蜡等。另外，如蔬菜、水果、生肉、动物内脏、海鲜，以及葱、姜、蒜、辣椒等辛香调料也会刺激皮肤。

12 湿疹患者日常生活中应注意什么？

> 有一天晚上，表哥从老家温县打来电话。前几天，他的胸、背部长了许多红疹，瘙痒难忍。县医院的医生认为是湿疹，给他开了一些药物，病情有了一些好转。表哥问我，在日常生活中他应注意哪些问题。

我告诉表哥，得了湿疹，要注意以下几点。

☺ 应配合医生积极查找病因，去除可能的致敏因素。

☺ 要培养正确的饮食习惯。多食用青菜、水果、豆腐等高蛋白、高纤维素食品，少吃辛辣、刺激及油腻食物，维持正常消化功能。

☺ 注意放松自己，保持良好心情。及时调整、缓解负面情绪，如抑郁、焦虑、暴躁、愤怒等。

☺ 要注意生活规律，劳逸结合。不要因为追剧、玩手机、玩游戏而熬夜，多参加户外活动。

☺ 被褥、衣物以宽松、柔软棉质布料为主，尽量少用化纤衣物、动物皮毛制品。

☺ 洗浴不可过于频繁，水温不可过高过低。对于乏脂性湿疹患者，洗浴之后可以使用具有保湿作用的护肤品。

☺ 要注意环境中的温度及湿度，以免因过于闷热出汗或干燥而致病。在冬天使用暖气时，可使用加湿器，以保持室内空气湿度。

☺ 在皮损瘙痒难忍时，千万不要去搔抓或用热水烫，可以涂抹具有止痒作用的外用药物。

听了我的介绍，表哥表示一定要配合医生好好治病，争取早日康复。

13 湿疹护理要坚持哪些原则?

湿疹是一种病程漫长的疾病。湿疹护理的目的是控制湿疹症状，减少复发，提高生活质量。湿疹护理要坚持下列原则：

☺ 要树立正确认知。湿疹是一种病因复杂的过敏性疾病，湿疹不具传染性；湿疹容易反复发作，需要长期、规范治疗；患了湿疹，要到正规医院找专业医生进行诊治。因此，随便到药店购买药物，或者听信报纸、网络提供的偏方，或者在治疗当中急于求成，都是不可取的。

☺ 要避免诱发或加重。湿疹容易反复发作，给患者的生活和工作带来不少困扰。查找诱发因素及发病因素，并避免接触，有助于湿疹病情的缓解和康复。

☺ 要注意保护皮肤的屏障功能。湿疹发病是因为皮肤屏障功能受损，同时受到外界刺激或发生过敏反应而引起。及时修复和保护受损的皮肤屏障，尤其是春季要做到保湿锁水，增强皮肤对外界刺激的防御力。

14 对慢性湿疹患者该如何护理?

医务处李主任的母亲患有多年的湿疹。老人全身出现许多红色的丘疹、斑块，瘙痒剧烈，十分痛苦。前几天他来找我，问应该如何对老人进行护理。

湿疹是病情复杂的疾病，容易反复发作。从某种意义上讲，对于湿疹患者的护理比治疗更加重要。

☺ 要查找病因，隔绝致敏原，避免再接触。

☺ 要避免过度疲劳和精神过度紧张，注意皮肤卫生，不用热水烫洗皮肤，不外用刺激性止痒药。积极治疗全身性疾患。

☺ 要避免再次刺激皮损部位，尽可能地避免用手搔抓，也不要用热水或肥皂水去清洗。

☺ 不要用刺激性较强的药物在局部涂抹，特别要注意的是不能随便应用激素类药物。

☺ 还要注意避免让老年人食用一些刺激性食物，如葱、姜、蒜、浓茶、咖啡、酒类，以及其他容易引起过敏的食物，如鱼、虾、蟹等。

外耳湿疹有哪些护理措施？

发生在外耳部的湿疹，多数与感染有关。

凡患有化脓性中耳炎、耳部疖肿、婴儿湿疹者，更应注意局部的个人卫生，保持耳及其周围皮肤干燥、清洁。特别要注意不要频繁地掏耳朵。

如果已经出现湿疹皮损，千万不能用水去清洗。如果局部有污垢或痂皮堆积，可先用麻油、豆油涂擦，待其疏松之后，再用棉签或纱布轻轻擦净。

瘙痒严重时，注意不要搔抓。可以选用生理盐水进行湿敷，有一定的止痒作用。

16 儿童发生面部湿疹，该如何护理？

儿童面部皮肤娇嫩，容易受到伤害。面部湿疹可能会影响患儿容貌，因此对该病的护理更加重要。

☺ 应避免患儿过热出汗，保持皮肤清洁、干爽。

☺ 应注意避免皮毛制品、化纤衣物直接接触患处皮肤。

☺ 尽量减少水洗次数，以免刺激加重湿疹，特别要注意禁用热水、肥皂、浴液等冲洗患处。

☺ 平时要将患儿的指甲剪短，以免其搔抓导致面部皮肤破损，发生感染。

☺ 患病期间，暂勿预防接种，避免和单纯疱疹、水痘患者接触。

☺ 在发生继发感染时，应全身和局部应用抗生素类药物。

17 小宝宝得湿疹，该怎样照顾？

婴儿皮肤娇嫩，身体抵抗力弱，在治疗湿疹时，可选择的药物很有限。因此，婴儿湿疹的护理比治疗更加重要。

☺ 洗浴时，水温要适宜。水温过高或过低，洗浴时间过长，都可能刺激皮肤，导致皮损加重。

☺ 被褥、衣物，要选柔软、宽松的棉质布料，尽量不用羊毛或粗糙的编织材料。

☺ 在皮疹区，可以使用毛巾进行湿敷，缓解瘙痒症状，预防皮肤损伤。

☺ 应常给孩子剪指甲，晚上睡眠时可戴手套，减少因搔抓引起的皮损加重。

☺ 避免出汗和过热，也能减少湿疹的复发。

☺ 保持居室整洁卫生。任何已知的过敏原，如某些食物、灰尘、动物皮毛，也应该尽量远离。

☺ 湿疹患儿容易继发皮肤感染，特别是葡萄球菌和疱疹病毒感染。如发生这种情况，家长应及时带孩子去医院诊治。

18 湿疹患儿冬季如何保湿？

在护肤品中，含水较多的叫"露"或"霜"，含油较多的叫"脂"或"膏"。在冬季，气候比较干燥，湿疹患儿最好使用含油较多的脂类护肤品。因为患儿皮肤敏感性高，最好不要选择含香料或色素的护肤品。

在冬季，患儿不可频繁洗澡，洗澡水的温度不可过高，洗澡时间也不要过长，最好控制在 10 分钟以内。洗完澡后，要用柔软的毛巾将患儿皮肤轻轻擦干，随后使用具保湿作用的护肤品。在冬季洗澡时，尽量少用浴液、香皂之类洗化用品，每周 1～2 次即可，否则会加重皮肤干燥。

19 肛周湿疹该怎样护理？

肛周湿疹是一种很常见的皮肤病。对于此病，护理比治疗更重要。

♨ 经常锻炼身体，增加机体抵抗力。要劳逸适度，避免过度劳累和精神紧张。

♨ 多食富含维生素的食品，如新鲜水果、蔬菜等。忌食辛辣、荤腥、海鲜类食物。

♨ 居住条件要干爽、通风，便于洗浴。保持肛周皮肤清洁，勤换内衣裤，不穿化纤内衣及皮毛衣物。

♨ 禁止用手搔抓皮损区或用热水洗烫，以免加重病情。

♨ 积极治疗肛周原发疾病，如痔、瘘、裂、肠道寄生虫等疾病。尽可能避免上呼吸道感染、扁桃体炎、咽炎的发生。

♨ 清洗患处时，动作要轻柔，不要强行剥离皮屑，以免造成局部感染，使病程延长。

20 阴囊湿疹该如何护理？

阴囊湿疹是中老年男性多发的一种疾病。此病和汗液分泌、激素水平、精神情绪、异物刺激、卫生习惯等多种因素有关。容易反复发作，极难治愈。因此，护理更加重要。

♨ 减少外界刺激。避免用手反复搔抓，也不能用热水或肥皂水去清洗局部。要避免涂抹刺激性较强的外用制剂。尤其是在应用激素类药物时要慎重。

♨ 定期用温水清洗局部，保持局部清洁干燥。

♨ 选择宽松柔软、棉布质地的内裤。不要使用过紧、化纤质地的内裤，避免刺激阴囊皮肤，影响局部血液循环，导致湿疹加重。

♨ 多吃青菜、水果，以及其他容易消化的食物，避免食用葱、姜、蒜、浓茶、咖啡、酒类等辛辣刺激性食物，以及鱼、虾、羊肉等易致敏食物。

21 为什么要对湿疹患者进行心理护理？

湿疹病因复杂，病程漫长，对于患者的精神情绪、心理有较大影响。已有学者将其列入心身疾病的范畴。

湿疹患者可能会出现一些心理问题。例如，因为担心被传染，家属或同事的疏远或隔离会让患者感到孤独；患者自身存在的自卑情绪，使患者不愿意参加社交活动或游泳、健身等体育活动；疾病反复发作，让患者失去信心，进而对生活失望甚至绝望；到处求医，增加精神压力及经济负担。这些情况，都很可能延迟患者的康复进程，降低患者的生活品质。

因此，对于湿疹患者，除了规范治疗之外，精心的护理、积极的心理疏导是十分重要的。

 如何做好湿疹患者的"思想工作"？

对于湿疹患者，特别是慢性湿疹患者，不仅需要规范治疗，还需做好"思想工作"，解决心理问题。

要让患者了解湿疹的发病原因、发病过程、治疗原则和预后。湿疹虽是一种慢性疾病，但通常不影响正常的生活和工作，不会危及生命。湿疹没有传染性，不会传染给他人，并不妨碍与他人的接触。应鼓励患者积极参加社交活动，参加体育锻炼和娱乐活动，调整情绪，提高身体素质。湿疹虽是皮肤科顽症，但并非不治之症。湿疹经过积极治疗，配合生活的调适和护理，病情通常是可以得到控制的。

湿疹防治通常是一个漫长的过程，在此过程中，需要有良好的心态、积极的人生态度，需要家人、朋友的鼓励与呵护。湿疹患者要树立信心，积极配合医生进行治疗，才有可能早日治愈。

 如何对湿疹患者进行对症护理？

湿疹是一种病程漫长的皮肤病，精心的护理对于湿疹的康复是很重要的。

湿疹患者的床上用品应保持清洁、干燥、平整，穿柔软宽松的棉质贴身衣物，而且要每日更换。有糜烂、渗出者，其直接接触的物品要求无菌。

有糜烂、渗出者，可按医嘱使用 2% 硼酸溶液或生理盐水给予皮损处冷湿敷。用 8～16 层纱布，浸湿药液后拧干覆盖在皮损处，每次 30 分钟，每日 2～3 次。

湿疹患者不可留长指甲，切勿暴力搔抓皮肤，洗澡时禁用肥皂水、热水烫洗，禁用对皮肤刺激较大的洗护用品。

瘙痒严重的患者可涂外用制剂。夜间瘙痒剧烈者，可在晚餐后及睡前各用 1 次抗组胺药，如赛庚啶、氯苯那敏等。

24 湿疹的一般护理包括哪些内容？

湿疹的一般护理主要包括以下内容：

☽ 避免刺激因素，包括搔抓、开水烫洗、肥皂擦洗、饮酒及辛辣食物等，以免加重患者病情。

☽ 生活要规律，注意劳逸结合。

☽ 居住条件要干爽、通风，便于洗浴。

☽ 清洗患处时，动作要轻柔，不要强行剥离皮屑，以免造成局部感染。

25 湿疹患儿该如何洗澡？

婴儿皮肤比较娇嫩。家长在为湿疹患儿洗澡时，一定要谨慎小心。

☽ 患儿洗澡时要用清水洗，尽量不用刺激性较强的药物或者去污品。

☽ 洗浴的时候尽量用手去轻拍，不要大力揉搓。揉搓容易伤害皮肤，导致皮肤感染。

☽ 湿疹患儿所用毛巾一定要定期消毒，可在太阳下暴晒，或者用开水消毒。

☽ 洗澡水温度不宜过高，通常不超过 38℃，这样孩子洗起来就比较舒服，不会对皮肤有更大的刺激。

☽ 洗完澡以后，可用毛巾在孩子身上摁，慢慢把孩子身上的水分摁干，不要直接去擦。

26 乏脂性湿疹患者可以洗澡吗？

众所周知，洗澡可以使皮肤更干净，也更干燥。不过，除了非常严重的病例外，通常乏脂性湿疹患者是可以继续洗澡的。

　　建议患者在洗澡时使用沐浴油剂，或者洗澡之后立即在身上涂具有保湿作用的护肤品。病情较重的患者会出现继发性湿疹和瘙痒，睡觉前可在盛有适温净水的浴缸中浸泡 20 分钟，然后在潮湿皮肤上涂抹凡士林或维生素 A，有明显的保湿止痒效果。

诊疗进展

在皮肤科领域，湿疹的重要性不言而喻，无论是医生还是患者，对其关注度都非常高，对于湿疹的研究和探讨也一直没有停步，关于湿疹，新的认识、新的思想也不断地出现。

 环境对湿疹发病有什么影响？

很多的研究结果都表明，湿疹发病率的增加同环境因素有着很密切的关系。

所谓的环境，主要包括个体环境和群体环境两种类型。其中，个体环境主要是指我们的生活居住环境。由于人们长期在室内生活，个体环境对湿疹发病的影响比较明显。这些因素包括人造纤维、皮革、人造食品、食用色素，房间装修所用的涂料、油漆等，都可能诱发湿疹，或使原有湿疹病情加重。

群体环境则是指在居室之外的自然大环境，如土壤、空气、放射源、水资源，以及具有较大面积的致敏气体、植被、花粉等。这些都可能造成人群中湿疹发病率的大幅增加。

 个体环境中的变应原有哪些？

在我们的周围，存在着形形色色的变应原。其中，现代衣物环境性变应原，有人造纤维、皮革、漂白用品、防霉变剂等。现代食品环境性变应原，包括人造食品、速食食品，以及农药、化肥、防腐剂、食用色素等。现代交通环境性变应原，有工业废物、有害气体等。现代居住环境变应原，有植物花粉，有黏合剂、胶合剂，以及杀虫剂、清洁剂等。现代职业环境变应原，有清洗剂工厂生产制造的酶制剂以及化学原料等。

另外，长期使用化妆品，或长时间生活在恶劣的环境中，会导致机体免疫功能下降，进而诱发慢性湿疹。

 如何理解湿疹的概念和范畴？

湿疹是一类病因不明的皮肤病，可能由多种内、外因素共同作用所引起。湿疹的临床特点包括明显瘙痒，急性期表现为红斑、丘疹、丘疱疹，伴有水肿，严重者可以出现水疱、渗出。慢性者以皮肤增厚、粗糙、苔藓样变为主。在组织病理上，湿疹的特点为海绵形成，伴有不同程度的棘层肥厚及淋巴细胞浸润。

在临床上，凡是具备了瘙痒、红斑、丘疹、水疱、脱屑、肥厚等特点，有渗出及融合倾向的皮疹，在难以做出明确诊断时，均可先诊断为湿疹。

总之，湿疹是一组疾病的总称，而不是单一特异的疾病，有必要对其进行详细的分类。湿疹只是一种初步诊断，每例湿疹在找到病因之后，即不能再简单地诊断为湿疹，而应加上病因诊断。

 湿疹和皮炎有什么联系？

由于历史原因，对湿疹与皮炎的认识一直比较混乱。湿疹与皮炎混同的

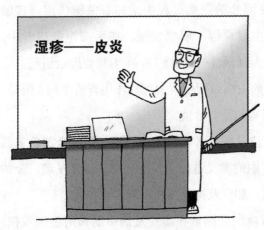

情况很多。例如，脂溢性皮炎又称为脂溢性湿疹，特应性皮炎又称为特应性湿疹。

有学者认为，皮炎应包括所有的皮肤炎症，如接触性皮炎、细菌感染等，而湿疹则专指某些非感染性炎症。这种看法，对于明确湿疹或皮炎的概念，并无实质性帮助。

比较合理的思路是，先初步诊断为湿疹，再明确诊断为某种皮炎。例如，在未能明确诊断之前，接触性皮炎、脂溢性皮炎多被诊断为湿疹，待查明病因或符合诊断条件之后，再诊断为接触性皮炎或脂溢性皮炎。

在临床工作中，可以将病因、发病机制、临床特征明确的湿疹称为"某某皮炎"，否则可笼统地称为"湿疹"，待病因、发病机制或临床特征明确之后再进一步分类。

 关于湿疹分型有什么新认识？

有学者将湿疹分为两大类。一类是分类性湿疹，另一类是未分类性湿疹。

（1）分类性湿疹：凡是具备了相对特异的临床特征，临床上可以进行分类诊断的湿疹称为分类性湿疹。常见的分类性湿疹包括脂溢性湿疹、乏脂性湿疹、钱币状湿疹、手部湿疹、口周湿疹、淤积性湿疹、自身敏感性湿疹等。

（2）未分类性湿疹：指具备湿疹特点，但仔细分析其病史、体检及化验检查，均不符合任何一类已知的分类性湿疹，不能进一步归类者，可以诊断为未分类性湿疹。其实，未分类性湿疹就是我们暂时不了解的湿疹，以后可能会被进一步诊断为分类性湿疹。

 湿疹病因研究有什么新进展？

湿疹病因复杂，关于湿疹的病因学研究，也是学术上的热点。

（1）接触因素：接触因素在湿疹的发病过程中发挥着关键作用。接触环境中的过敏原是湿疹发病的主要原因。研究发现，在手部湿疹患者中，54.4%的患者为过敏性的，27.4%为刺激性的，剩余18.4%为其他因素引起的。

虽然，接触因素在每个患者的发病过程中所发挥的作用有所不同，但是，每年大量的研究已经证实接触因素的重要价值。

（2）微生物因素：近年来，皮肤病学者对微生物因素，例如金黄色葡萄球菌等在特应性湿疹发病及治疗中的意义进行了广泛研究。研究发现，金黄色葡萄球菌在特应性湿疹的发病、加重及持续皮损中起主要作用。

（3）职业因素：皮肤病学者对职业因素在湿疹发病中的作用更加重视。

研究发现，职业性皮炎在湿疹中并不少见。

（4）食物因素：食物是医生与患者经常怀疑的致病因素，但临床上常常难以证明。研究表明，对食物过敏的试验检测，以及去除过敏食物，对于湿疹的治疗是有效的。

 湿疹治疗有什么新进展？

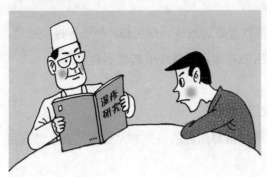

湿疹是一种常见疾病，也是备受相关学者和患者关注的"网红疾病"。

近年来，皮肤病学者对湿疹进行了多方面的研究，在湿疹治疗方面取得诸多进展，如皮肤屏障的保护和修复，新型抗炎药物的应用，以及对患者的心理干预及护理等。

值得提醒的是，由于湿疹通常并不危及生命，因此在选择治疗方法前，必须将患者的安全放在第一位。

 湿疹激素外治方面有什么新观点？

糖皮质激素是皮肤科常用药，对多种皮肤病都有良效。在临床上，糖皮质激素外用较口服更为安全，但在突然停药之后却容易复发。因此，近年来皮肤病学者对于糖皮质激素的研究不断深入，糖皮质激素的阶梯疗法、配合其他药物联合应用等方法逐渐成为学科主流。

卢静静等研究表明，糖皮质激素联合西地酸乳膏治疗婴儿湿疹时，用药时间缩短，疗效维持时间长，而且复发时临床症状较轻。裴宇对 200 例湿疹患者的资料进行回顾性分析后发现，糖皮质激素降阶梯疗法对于慢性湿疹是安全有效的。

如何用激素降阶梯疗法治疗慢性湿疹?

近年来,海南省人民医院皮肤科采用激素降阶梯疗法治疗慢性湿疹,取得了较好效果。

针对慢性湿疹患者,医务人员在第1周外用复方丙酸氯倍他索软膏。第2周外用糠酸莫米松软膏。在第3周,皮损进一步好转之后,换成弱效的糖皮质激素药膏,或氟芬那酸丁酯软膏。

研究表明,降阶梯疗法治疗慢性湿疹起效快、作用强,能迅速控制病情,降低复发率,且可避免因长期外用强效激素药膏所引起的不良反应。

 益生菌治疗湿疹效果如何?

近年来,关于益生菌等调节肠道菌群药物的研究非常热闹,有学者应用益生菌治疗湿疹取得了一定疗效。

刘小勇等研究表明,益生菌作为婴幼儿湿疹的辅助治疗药物,具有确切疗效。另有研究表明,双歧三联活菌联合西替利嗪,对于小儿湿疹具有较好疗效,可提高小儿免疫力,减少疾病复发。

国外曾有学者提出,特定的肠道微生物能够阻断或抑制免疫反应过程。这些共生菌中的菌株可能在湿疹发生、发展过程中发挥某种作用。因此,口服益生菌可以作为湿疹治疗的一种手段。

11 **为什么湿疹患者要用保湿剂?**

近年来,保湿剂在湿疹治疗中的作用逐渐被重视。因其适应性广,而且不良反应罕见,故在湿疹治疗中的"出场率"越来越高。

朱东宁等研究证实,透明质酸的凝胶制剂可减少表皮水分丢失,有助于缓解湿疹症状,减少复发。陈君等用透明质酸凝胶治疗婴幼儿湿疹,获得了满意疗效。另外有国外学者提出,保湿剂有助于恢复皮肤屏障功能,缓解干燥、瘙痒症状,增强糖皮质激素制剂的功效。他们建议特应性湿疹患者要配合使用保湿剂。

相关疾病

作为一种疾病，湿疹可分多种类型，这就像是一个大家族，有许多的兄弟姐妹，还有许多的亲戚朋友。有的疾病其发生、发展和湿疹有着密切的关系，甚至很难将其与湿疹分开，还有的疾病表现和湿疹的某些类型极为相似，这些都需要皮肤科医生去认真辨识。

 尿布皮炎是怎样一种病？

尿布皮炎是一种很常见的皮肤病，有 7% ～ 35% 的婴儿可患此病。而且，在任何时期都能可发病，6 ～ 12 个月婴儿患病率最高。此外，老年尿失禁患者也可以发生尿布皮炎。

尿布皮炎，通常表现为红斑、丘疹、水疱，分布在下腹部、生殖器、大腿和臀部凸面。皮肤皱褶处一般不受累，因为该部位不直接接触尿布。病情严重者，皮损可以从外阴部位播散到整个腿部，皮肤出现浅表糜烂。阴茎末端会受到刺激和结痂，从而导致婴儿尿频，尿布上出现带血斑点。

研究证实，氨在尿布皮炎的发生过程中发挥一定作用，但持续性的皮肤浸渍才是问题的关键。据观察，在不使用尿布的儿童中并无尿布皮炎，由此可见尿布是尿布皮炎的基本病因。

 什么是特应性皮炎？

最近 10 多年，特应性皮炎在皮肤科出现的频率越来越高，很多人不太明白到底什么叫特应性皮炎？

在十几年以前，我国的皮肤病教科书曾把 atopic dermatitis(AD) 翻译成"异位性皮炎"，后来才叫"特应性皮炎"，英文名还叫 atopic eczema，通俗讲就是过敏性湿疹。特应性皮炎是一种慢性、复发性、瘙痒性、炎症性皮肤病，一部分患者具有遗传过敏体质，伴发食物过敏、过敏性鼻炎、过敏性哮喘等。此病儿童发病率高，在世界范围内发病率超过 10%，成人也很常见。

 何谓刺激性手部皮炎？

刺激性手部皮炎，是一种新被认识的皮肤病。此病多见于操持家务者，因长期接触肥皂、洗涤剂和水而引起，或者至少是因此而加重。

起初，皮疹表现为手指部位干燥、皮肤发红，指尖部有干燥的鳞屑脱落，手背部可见皲裂，手掌部位有硬化性红斑，并伴随皲裂产生。皮炎常常发生在戒指周围或下面，尤其是在接触肥皂和水时未将戒指取下的人，更容易发病。

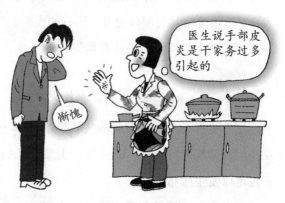

另外，此病也可以发生在一些特殊人群。例如，饭店服务人员、食品厂工人和医务人员，他们需要经常洗手。仓库保管员和金属工人，因为经常接触酸、碱、化学溶剂等，也容易发生此病。

刺激性手部皮炎与手部湿疹，这两种病的表现十分相似。但刺激性手部皮炎具有更多的"海外背景"，更看重外界物质的"直接刺激"，而非"过敏反应"。

 剥脱性角质松解症是怎样一种病？

春末夏初，很多人的手部会出现干燥、脱屑，有时还会露出红红的嫩肉，一碰就痛。他们常常问医生"是不是因为'血热'，手才会脱皮？"

手部脱屑，在医学上叫剥脱性角质松解症，是一种很常见的皮肤病症。这种病有三个特点：一是有一定的季节性，每年春天或秋天会发病 1～2 次；

二是有遗传倾向，通常情况下父母有手部脱屑的病史，他们的子女患这种病的机会也就比较多；三是手部脱屑的发生可能与缺乏维生素和稀有元素有关。另外，寒冷、气候干燥，经常接触一些刺激性物质，如化纤、油漆、洗衣粉等，也是引起手部脱屑的常见原因。

目前认为，剥脱性角质松解症和汗疱疹指的是同一种疾病，属于同一种疾病的不同阶段。

 手足皲裂症有什么表现？

手足皲裂症是秋冬季常发的一种疾病。手足，特别是掌跖部皮肤角质层较厚，又缺乏毛囊和皮脂腺，在冬季气温降低或湿度减小时，缺乏皮脂保护的皮肤便容易发生皲裂。另外，一些化学因素、物理因素及某些皮肤病也可引起此病。

手足皲裂症好发于手掌、指尖、指屈面及足跟、足外缘等处。初起时，患部皮肤干燥，角质层增厚，皮纹明显，逐渐地沿皮纹出现多根直线或微弯曲的裂口，严重者可深达皮下。裂口周缘表皮角化显著，高于皮面。裂口可宽可窄，可有出血及疼痛症状。

手足皲裂症是一种独立的疾病，但也有人认为这是乏脂性湿疹的一种特殊表现。

 何谓慢性水疱大疱性手足湿疹？

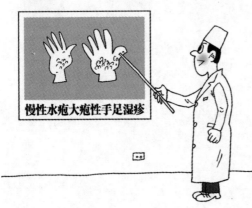

慢性水疱大疱性手足湿疹
是一种比较少见的疾病。女性
与男性的发病比例是3∶1。所
有患者均表现为掌、跖部位水
疱，其特征为湿疹性、渗出性
斑片，包括表皮内水疱，常有
烧灼感和瘙痒感。

在患者的手指侧面，常有

明显的水疱出现,直径 1～2 毫米大小。在顽固性病例,指甲也会受到损害。通常,皮肤损害呈双侧分布,有时排列成群。部分相邻水疱融合,可形成大疱。其内容物清亮,但随后变为浅黄色和化脓性。在慢性期,损害表现为角化过度、鳞屑和裂纹。患者自觉有明显瘙痒。

 如何认识营养缺乏性湿疹?

营养缺乏性湿疹,多见于嗜酒的人。通常表现为局限性、鳞屑性、增厚的斑片,类似钱币状湿疹、脂溢性皮炎和神经性皮炎。

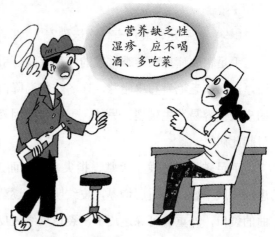

营养缺乏性湿疹,应不喝酒、多吃菜

营养缺乏性湿疹可能不是一种独立疾病。但是,在恶劣的卫生条件下,或发生继发性感染时,可使这些皮肤损害加重。另外,部分患者有烟酸、锌和维生素 C 缺乏的表现。